Pädiatrie: Weiter- und Fortbildung
Herausgegeben von H. Ewerbeck

Onkologie

Redaktion: B. Kornhuber

Unter Mitarbeit von
H. Breu U. Creutzig U. Göbel
P. Gutjahr G. Henze H. Jürgens
J. Kutzner F. Lampert M. K. Neidhardt
D. Niethammer J. Treuner D. Weitzel

Mit 12 Abbildungen und 9 Tabellen

Springer-Verlag
Berlin Heidelberg New York Tokyo 1984

Herausgeber

Prof. Dr. Hans Ewerbeck
Städtisches Kinderkrankenhaus, Pädiatrische Klinik,
Amsterdamer Straße 59, 5000 Köln 60 (Riehl)

Redakteur

Prof. Dr. Bernhard Kornhuber
Klinikum der Johann Wolfgang Goethe-Universität,
Zentrum der Kinderheilkunde, Theodor-Stern-Kai 7,
6000 Frankfurt 70

ISBN-13:978-3-540-13052-9 e-ISBN-13:978-3-642-69473-8
DOI: 10.1007/978-3-642-69473-8

CIP-Kurztitelaufnahme der Deutschen Bibliothek
Onkologie / Red.: B. Kornhuber. Unter Mitarb. von H. Breu ... – Berlin; Heidelberg; New York; Tokyo: Springer, 1984.
(Pädiatrie: Weiter- und Fortbildung)
ISBN-13:978-3-540-13052-9

NE: Kornhuber, Bernhard (Red.); Breu, Herbert (Mitverf.)

Herstellung: G. Appl, Wemding. Druck: aprinta, Wemding
2125/3140-543210

Geleitwort

Da die enorme Zunahme medizinischer Information jetzt auch in der Kinderheilkunde dazu geführt hat, daß das fachärztliche Wissen etwa alle acht Jahre zur Hälfte erneuerungsbedürftig ist, neigen viele Kollegen zur Resignation. Die offensichtliche Unmöglichkeit alle neuen Erkenntnisse schnell zu verarbeiten, führt zu einer Art Informationsabwehr. Man zieht sich auf die „eigenen Erfahrungen" zurück und beruhigt sein Gewissen durch die Annahme einer simplifizierten, oft durch bestimmte Interessenkreise manipulierten Fortbildung.
Das Bedürfnis nach laufender Fortbildung und nach Übersicht über das eigene Fachgebiet sollte aber nicht erlahmen. Unsere Fortbildung sollte nicht nur dem Zufall überlassen bleiben. Allerdings ist es auch dem Fortbildungswilligen heute neben seiner Tätigkeit in Klinik und Praxis kaum mehr möglich, aus dem Meer der Informationen das Wichtigste alleine herauszusuchen.
In dieser Lage bietet diese Reihe eine Hilfe an. Zahlreiche in der Kinderheilkunde auf Spezialgebiete konzentrierte Kollegen haben sich bereit erklärt, aus ihrem Fachgebiet für die Fortbildungswilligen die wichtigsten Fortschritte für Klinik und Praxis zu selektionieren, so daß sich der Leser auf ihr Fachwissen stützen kann.
Verlag und Herausgeber bemühen sich zusätzlich, diese Informationen so darzubieten, daß man sie ohne Zeitverlust und ohne die Lektüre unwesentlicher Einzelheiten aufnehmen und sich einprägen kann. Diese Fortschrittsberichte sollen in unregelmäßigen Abständen erscheinen und aus allen Spezialgebieten der Kinderheilkunde in gedrängter und systematischer Form das Wichtigste zur Darstellung bringen.

H. Ewerbeck

Vorwort

Pädiatrische Onkologie unterscheidet sich von anderen onkologischen Disziplinen. Das Spektrum der Tumoren und Leukämien, die Effizienz der einzelnen therapeutischen Schritte (Operationen, Bestrahlung, Chemotherapie), die mögliche Intensität der Chemotherapie und die Heilungsraten lassen sich nicht mit den Gegebenheiten in der Erwachsenenonkologie vergleichen. Die natürlichen Verläufe maligner Prozesse bei Kindern sind stürmischer, die Effektivität der Therapie jenseits der operativen Möglichkeiten ungleich besser. Das Therapieergebnis wird nicht an Überlebenszeiten, sondern an Langzeitremissionen bzw. Heilungsraten gemessen. Darum muß ein besonderes Augenmerk auf späte Nebenwirkungen der Therapie gelegt werden. So wird die Strahlentherapie bei noch wesentlichem prospektivem Längenwachstum im Bestrahlungsgebiet zu Wachstumsrückständen führen, die sich in Asymmetrien oder disproportioniertem Minderwuchs äußern können. Gonaden im Strahlenfeld erleiden einen Schaden, der sich meist in Infertilität äußert. Dieser Defekt ist auch nach Chemotherapie besonders mit Alkylantien möglich. Berichte und eigene Erfahrungen mit Kindern ehemaliger Patienten, auch von Geheilten, die an akuten lymphoblastischen und akuten myeloischen Leukämien gelitten haben, mehren sich. Sie zeigen, daß die Tendenz früherer Jahre, geheilten Patienten wegen der vorausgegangenen Leukämie- oder Tumortherapie von eigenen Kindern abzuraten, differenzierter zu sehen ist und eine allgemeingültige Voraussage falsch ist. Therapieschäden oder gar -todesfälle durch Zytostatika oder vermeidbare Verstümmelungen durch Operationen wiegen in Anbetracht der hohen Heilungsraten besonders schwer. Frühes Erkennen von Gefahren resultiert aus Erfahrung und diese wiederum ist das Ergebnis einer weitgehenden Konzentration seltener Erkrankungen.

Malignome bei Kindern gehören zu den seltenen Erkrankungen.

1500 bis 1600 Neuerkrankungen an Malignomen sind in der Bundesrepublik bei den 0–15Jährigen in einem Jahr zu erwarten. Der prozentuale Anteil der meisten bösartigen Tumoren liegt unter 10, das bedeutet in absoluten Zahlen: in der Bundesrepublik werden jährlich etwa 70–80 Wilmstumoren, und ähnliche Zahlen für Neuroblastome, Osteo- und Ewingsarkome, Medulloblastome oder Rhabdomyosarkome diagnostiziert. Bei nur 20 angenommenen Behandlungszentren sind etwa 4 Kinder mit der gleichen seltenen Diagnose und damit ähnlichen Therapievorgaben in einer einzelnen Klinik zu erwarten. Diese Zahlen verdeutlichen, daß eine noch weitergehende Konzentration erforderlich wäre, um therapeutische Kompetenz auch Patienten mit seltenen Tumoren anzubieten. Wenn dies überhaupt möglich wird, ist der Weg dahin noch weit. Pädiatrische Onkologie kann nur im Zusammenwirken von Chirurgen aller Spezialisierungen, Strahlentherapeuten und -diagnostikern, Pathologen, einer kompetenten Blutbank, einem leistungsfähigen Laboratorium (auch nachts und an Feiertagen) sowie dem onkologisch erfahrenen Pädiater erfolgreich betrieben werden. An Orten, an denen dies nicht gegeben ist, sollten darum Kinder mit Malignomen nicht allein behandelt werden. Diese Voraussetzungen schränken die Zahl der möglichen Behandlungszentren sinnvoll ein.

Das Vorangestellte erläutert, was wir von diesem Band wünschen. Er soll den Nichterfahrenen über die Möglichkeiten der Diagnostik und Therapie informieren, ihn motivieren, Kinder und Jugendliche mit Malignomen an pädiatrisch-onkologische Zentren weiterzuleiten und die Behandlung dort durchführen zu lassen. Soweit eine Beteiligung an der Patientenüberwachung gewünscht ist, soll dieser Band die Information durch die Klinik ergänzen und das Verständnis für die veranlaßten Maßnahmen fördern. Dem erfahrenen Onkologen mag die Art der Literaturzusammenstellung und die Fülle der Information-Anregungen geben und das Auffinden nützlicher Originalarbeiten erleichtern. Es ist also nicht ein Manual der in der Bundesrepublik durchgeführten multizentrischen Studien, wenngleich auch diese, soweit sie schon publiziert sind, berücksichtigt worden sind.

Die Kapitel dieses Bandes decken nicht das gesamte Gebiet der pädiatrischen Onkologie ab. Ich habe, nachdem mir die Zusammenstellung der Themen und die Wahl der Referenten übertragen war, die Literaturreferate von den Leitern der verschiedenen Tumorarbeitsgruppen der Deutschen Arbeitsgemeinschaft für Leukämieforschung und -behandlung im Kindesalter und der Gesellschaft für Pädiatrische Onkologie erbeten. Einige sind meiner Bitte nicht nachgekommen. Das ist zu bedauern, soll den Wert des Ganzen aber nicht schmälern. Ein vollständiges Spektrum ist ohnehin nicht zu erwarten. Einige Kapitel betreffen nicht Malignome, die Ziel einer unserer Therapiestudien sind. Sie erschienen mir jedoch so wichtig, daß ich kompetente Fachleute gebeten habe, hierüber zu berichten. Die äußere Form der Beiträge ist sehr verschieden. Ich habe meine Aufgabe nicht darin gesehen, formale Differenzen zu beseitigen. Die Individualität der Autoren kommt in der weniger genormten Form besser zum Ausdruck. Den Mitarbeitern an diesem Band möchte ich für ihre abgewogenen Beiträge danken.

Frankfurt/Main, Januar 1984 B. Kornhuber

Inhalt

Autorenverzeichnis

Dr. H. Breu
Kinderklinik der Universität Münster, Robert Koch-Straße 31, 4400 Münster

Dr. Ursula Creutzig
Kinderklinik der Universität Münster, Robert Koch-Straße 31, 4400 Münster

Prof. Dr. U. Göbel
Universitätskinderklinik B, Moorenstraße 5, 4000 Düsseldorf

Prof. Dr. P. Gutjahr
Universitätskinderklinik, Langebeckstraße 1, 6500 Mainz

Priv. Doz. Dr. G. Henze
Freie Universität Berlin, Universitätsklinikum Charlottenburg, Kinderklinik und Poliklinik (WE 16) (Kaiserin Auguste Victoria Haus), Heubnerweg 6, 1000 Berlin 6

Priv. Doz. Dr. H. Jürgens
Universitätskinderklinik B, Moorenstraße 5, 4000 Düsseldorf

Prof. Dr. J. Kutzner
Institut für Klinische Strahlenkunde, J. Gutenberg-Universität, Langenbeckstraße 1, 6500 Mainz

Prof. Dr. F. Lampert
Zentrum für Kinderheilkunde am Klinikum der J.-Liebig-Universität, Universitäts-Kinderpoliklinik, Feulgenstraße 12, 6300 Gießen

Prof. Dr. Malte K. Neidhardt
Krankenhauszweckverband Augsburg Kinderkliniken, I. Kinderklinik, Stenglinstraße, 8900 Augsburg

Prof. Dr. D. Niethammer
Abteilung für Hämatologie der Universitäts-Kinderklinik, Rümelinstraße 23, 7400 Tübingen

Dr. J. Treuner
Abteilung für Hämatologie der Universitäts-Kinderklinik, Rümelinstraße 23, 7400 Tübingen

Prof. Dr. D. Weitzel
Pädiatrische Abteilung, Diakoniegemeinschaft Paulinenstift, Schiersteiner Straße 43, 6200 Wiesbaden

1 Die Akute lymphoblastische Leukämie

G. Henze

Jährlich 500 Fälle in der BRD

Mit einem Anteil von etwa 30% aller malignen Neoplasien und 80% der Leukämieformen ist die akute lymphoblastische Leukämie (ALL) die ***häufigste bösartige Erkrankung im Kindesalter.*** Sie weist eine leichte Knabenwendigkeit und einen typischen ***Häufigkeitsgipfel zwischen dem dritten und dem fünften Lebensjahr*** auf (Abb. 1.1). In der Bundesrepublik Deutschland ist bei einer jährlichen Zahl von 1500 bis 1800 neu diagnostizierten kindlichen Malignomen [56, 58] mit dem Auftreten von etwa 500 Neuerkrankungen bei Kindern und Jugendlichen bis zum 15. Lebensjahr zu rechnen. Die Morbidität beträgt 3–4 pro 100000 Kinder im Jahr. Da eine Meldepflicht für maligne Erkrankungen im

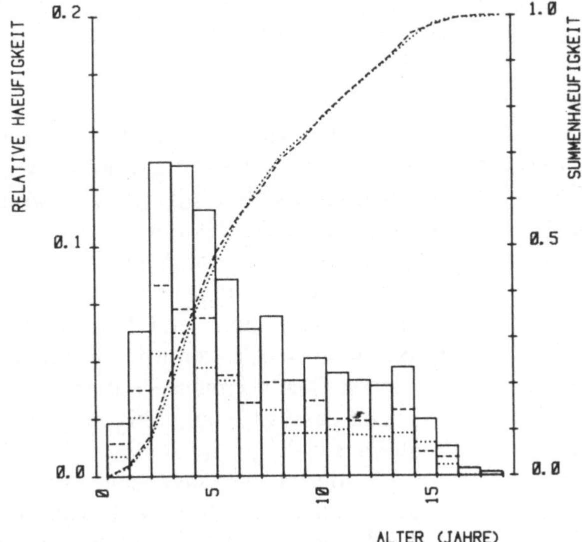

Abb. 1.1. Alters- und Geschlechtsverteilung bei 1252 Kindern mit einer akuten lymphoblastischen Leukämie. .... Mädchen (n = 538), ___ Knaben (n = 714), _ Gesamtgruppe

Kindesalter in der Bundesrepublik Deutschland nicht besteht, stellen diese Zahlen nur Näherungswerte dar. Sie sind aber mit den in anderen Industriestaaten ermittelten durchaus vergleichbar.

Behandlungserfolg bei etwa 70%

Erste Therapieversuche mit Folsäureantagonisten [22] zeigten, daß sich kurzfristige Remissionen der Erkrankung erreichen ließen, und führten zu der Auffassung, daß es sich um eine ***möglicherweise heilbare Erkrankung*** handeln könnte. Diese Auffassung wurde durch stetig verbesserte Behandlungsergebnisse mit der Verwendung von Kombinations-Chemotherapie-Protokollen bestärkt. Die Erfahrungen des letzten Jahrzehnts belegen eindrucksvoll den Wandel in der Bedeutung dieser Erkrankung von einer unheilbaren, innerhalb weniger Monate nach ihrem Auftreten zum Tode führenden, zu einer bei der überwiegenden Zahl der Patienten heilbaren Krankheit. Ein entscheidender Anteil an dieser Entwicklung kommt der verfeinerten Diagnostik, der ***verbesserten Kenntnis*** des biologischen Ablaufs ***der Erkrankung und*** vor allem ***der daraus abgeleiteten Behandlungsstrategie*** zu. Mit der Anwendung moderner Therapiekonzepte zeichnet sich ein kurativer Behandlungserfolg bei etwa 70% der Patienten ab.

1.1 Ätiologie

Im Tierversuch Virusgenese

Der Nachweis eines auslösenden Agens für die kindliche ALL ist bisher nicht gelungen. Von Tierversuchen ist bekannt, daß sich bestimmte Leukämieformen experimentell durch Infektionen mit RNA-Viren erzeugen lassen. Für die Mitwirkung von Viren bei der Entstehung der Leukämie des Menschen spricht die Tatsache, daß auch aus Zellen von Patienten mit lymphatischen Neoplasien virale Nukleotidsequenzen und ein virusspezifisches Enzym, die reverse Transkriptase, isoliert werden konnten [29]. Aufgrund des fast regelmäßig möglichen Nachweises des Epstein-Barr-Virus in Zellen des afrikanischen Burkitt-Tumors, der als lymphatische Neoplasie der ALL nahesteht, läßt sich ebenfalls eine Beziehung zwischen Viren und Leukämiegenese vermuten. Antikörperuntersuchungen haben jedoch gezeigt, daß etwa 90% der Bevölkerung Europas Titer gegen das Epstein-Barr-Virus besitzen. Die Auseinandersetzung mit dem Virus verläuft in den meisten

Fällen als stille Feiung, und nur bei einem relativ geringen Prozentsatz der infizierten Personen entwickelt sich eine Erkrankung, die klinisch als infektiöse Mononukleose in Erscheinung tritt. ***Wenn auch Viren bei der Entstehung der Leukämie des Menschen eine Rolle zu spielen scheinen,*** kann die Leukämie trotzdem nicht einfach als Virusinfektion im herkömmlichen Sinne angesehen werden.

Beim Menschen keine „Virusinfektion“

Ähnlich ist die Wirkung von ***chemischen Substanzen*** zu beurteilen. Die knochenmarktoxischen Effekte des Benzols und anderer zyklischer Kohlenwasserstoffverbindungen sowie einer Reihe von zytostatisch wirksamen Medikamenten sind zwar erwiesen. Dennoch tritt eine Leukämie nur bei einem Teil der diesen Verbindungen exponierten Personen auf.

Häufiger bei Down-Syndrom

Neben exogenen Faktoren ist für die Entstehung einer Leukämie mit hoher Wahrscheinlichkeit eine ***genetische Disposition*** Voraussetzung. Die besonders hohe Leukämieinzidenz bei Kindern mit einem Down-Syndrom ist lange bekannt. Andere Beispiele, die auf eine genetische Komponente bei der Leukämieentstehung hindeuten, sind Erkrankungen wie das ***Bloom-Syndrom,*** die ***Fanconi-Anämie*** und das ***Louis-Bar-Syndrom,*** denen ein Defekt der DNA-Reparatur zugrunde liegt. Man nimmt an, daß das bei Patienten mit einer der genannten Erkrankungen beobachtete hohe Leukämierisiko auf eine chromosomale Instabilität zurückzuführen ist, die eine maligne Transformation der Zellen leichter ermöglicht.

Chromosomeninstabilität?

Häufiger als bei nicht miteinander verwandten Kindern tritt die Leukämie ***unter Geschwistern*** auf. Für das Geschwisterkind eines eineiigen, an einer Leukämie erkrankten Zwillings mit einem Alter unter 5 Jahren beträgt das Risiko, etwa zum gleichen Zeitpunkt eine Leukämie zu bekommen, 20 Prozent. Verglichen mit der Morbidität in der Normalbevölkerung ist das Risiko also um ein Hundertfaches erhöht. Mit zunehmendem Lebensalter sinkt die Wahrscheinlichkeit deutlich ab.

Multifaktorielle Genese

Das bisherige Wissen über die Ätiologie der Leukämie läßt noch keine genaue Deutung der zahlreichen bekannten Einzelphänomene zu. Sicher scheint nur zu sein, daß ein Zusammentreffen von mehreren Faktoren und nicht ein einzelnes auslösendes Agens für die Entstehung einer Leukämie beim Menschen erforderlich ist.

1.2 Diagnostisches Vorgehen

1.2.1 Allgemeines

Anamnese

Die von den Eltern bei der Erhebung der Anamnese geschilderten Symptome sind in den meisten Fällen so charakteristisch, daß in Verbindung mit der körperlichen Untersuchung der Kinder bereits mit hoher Wahrscheinlichkeit die Diagnose zu stellen ist. Typisch ist die Anamnesedauer, die häufig nur ***14 Tage*** und ***selten länger als 6 Wochen*** zurückreicht. Im Vordergrund stehen unspezifische Beschwerden, wie allgemeine Mattigkeit oder Appetitlosigkeit. Das Hinzutreten von Blässe, Neigung zu Blutungen bei inadäquaten Traumen, Knochenschmerzen, Fieber, zunehmender Schwellung von Lymphknoten, eines vorgewölbten Abdomens eventuell begleitet von Bauchschmerzen oder die Beobachtung mehrerer gleichzeitig auftretender Symptome veranlassen gewöhnlich die Eltern dazu, den Arzt aufzusuchen.

Rheumatische Schmerzen

In der Praxis

Nicht selten werden ***Knochenschmerzen*** als rheumatische Beschwerden oder ***Bauchschmerzen*** als Appendizitis fehlinterpretiert und führen dann möglicherweise zu folgenschweren, falschen therapeutischen Maßnahmen. Bei Kindern mit der geschilderten Symptomatik sollte daher eine besonders ***gründliche körperliche Untersuchung*** im Hinblick auf das Vorliegen einer hämorrhagischen Diathese, der ***Schwellung von Lymphknoten*** außerhalb der häufig bei Infekten befallenen Zervikalregion und der ***Vergrößerung von Leber und Milz*** erfolgen. Pathologische Befunde sind jedoch keinesfalls obligat zu erheben. Bei einem Teil der Kinder läßt sich aufgrund der körperlichen Untersuchung allein die Diagnose ALL nicht vermuten. Eine massive Vergrößerung der Organe oder Lymphknoten ist eher die Ausnahme als die Regel. Auch die hämorrhagische Diathese ist oft nur gering ausgeprägt.

Bei dem Verdacht, es könnte sich um einen Patienten mit einer ALL handeln, ist immer eine ***Blutbilduntersuchung*** einschließlich der Thrombozytenzählung erforderlich. Aus dem Blutbild kann der erfahrene Untersucher in den meisten Fällen die Diagnose stellen. Wenn das Blutbild jedoch nur eine Panzytopenie aufweist, kann u. U. die Abgrenzung gegenüber dem Anfangsstadium einer aplastischen Anämie erhebliche Schwierigkeiten bereiten.

In der Klinik

Beweisend für die Diagnose ist der Nachweis einer leukämischen Metaplasie im lege artis gewonnenen Knochenmarkaspirat. Die ***Punktion des Knochenmarks*** wird gewöhnlich am vorderen oder hinteren Beckenkamm, dem Dornfortsatz eines Lendenwirbels oder bei Säuglingen an der Tibia durchgeführt. Nur ausnahmsweise kommt bei älteren Kindern die Sternalpunktion in Betracht. Wenn im Knochenmarkausstrich die leukämische Metaplasie nicht zweifelsfrei belegt ist, muß zur Abgrenzung gegenüber der aplastischen Anämie eine Knochenstanzbiopsie gefordert werden.

Die Punktion des Knochenmarks sollte erst in der Klinik vorgenommen werden, in der auch die Behandlung vorgesehen ist, da die umfassende Diagnostik, für die zum Teil vitale Zellen benötigt werden, nur dort durchgeführt werden kann. Wenn die Diagnose ALL vermutet wird, ist daher die Weiterleitung der Kinder an die nächstgelegene, mit der Behandlung von pädiatrisch-onkologischen Erkrankungen erfahrene Klinik sinnvoll. Weiterführende diagnostische Maßnahmen und der Beginn einer adäquaten Behandlung können dort ohne Zeitverlust erfolgen.

1.2.2 Hämatologische Diagnostik

1.2.2.1 Blutbild

Periphere Leukozyten

Thrombopenie
Anämie

Die Ergebnisse der Blutbilduntersuchungen von Kindern mit ALL weisen eine erhebliche Variation sowohl bezüglich der Leukozytenzahl als auch der Thrombozytenzahl und der Hämoglobinwerte auf. Bei etwa der Hälfte der Patienten liegt die initiale Leukozytenzahl oberhalb von 10000/mm^3. ***Nur bei 15–20% der Kinder besteht eine Leukämie im eigentlichen Sinne mit Leukozytenzahlen über 50000/*** mm^3. Bei diesen hohen Leukozytenzahlen sind regelmäßig Leukämiezellen im peripheren Blutausstrich zu finden, während bei Patienten mit geringer Leukozytenzahl gelegentlich die Blasten auch völlig fehlen können. Die ***Thrombozytenzahlen*** liegen im Median ***bei etwa 50000/*** mm^3 und besitzen ebenfalls eine erhebliche Streubreite zwischen Werten unter 10000/mm^3 bis hin zu normalen Werten. Auch die ***Anämie*** ist kein konstantes Symptom der ALL. Die gemessenen Hämoglobinkonzentrationen liegen bei

Patienten mit sehr hoher Leukozytenzahl eher etwas höher als bei Kindern, die zum Zeitpunkt der Diagnose eine nur geringe Leukozytenzahl aufweisen. Die Variation reicht auch hier von extrem niedrigen bis zu normalen Werten. Bedingt durch die unterschiedliche Befundkonstellation ist daher die Diagnose nicht in allen Fällen durch die alleinige Untersuchung des peripheren Blutes zu stellen.

1.2.2.2 Knochenmark

Morphologische Merkmale von Leukämiezellen

Einteilung
L 1-Typ
L 2-Typ
L 3-Typ

Bei der Betrachtung panoptisch gefärbter Knochenmarkausstrichpräparate findet sich in der Regel eine etwa 90prozentige ***Metaplasie mit unreifen, morphologisch den Lymphozyten ähnlichen Zellen,*** bei nahezu erloschener normaler Hämatopoese. Zytologisch können diese Zellen nach Mathé [64] als Prolymphoblasten, Prolymphozyten, Makro- und Mikrolymphoblasten differenziert werden. Die Feststellung, daß dieser Einteilung eine prognostische Bedeutung zukommt, ist durchaus umstritten [41, 50, 74, 81, 94, 104]. Gebräuchlicher ist heute die Einteilung der ALL in drei morphologische Untergruppen nach den Kriterien der French-American-British (FAB-)-Gruppe [6]. Danach wird eine Subklassifizierung in die ***drei Gruppen L1 bis L3*** vorgenommen. Grundlage für die Zuordnung bildet neben der Zellgröße eine Reihe weiterer Parameter, wie die Menge und das Färbeverhalten des Zytoplasmas, das Vorhandensein und die Sichtbarkeit von Zytoplasmavakuolen und Nukleolen sowie Form- und Strukturmerkmale des Zellkerns. Der ***L1-Typ*** ist charakterisiert durch das Überwiegen von ***homogenen,*** eher ***kleinen Zellen*** mit einem ***schmalen Plasmasaum*** und ***wenig prominenten Nukleolen.*** Der ***L2-Typ*** besteht aus einer ***heterogenen Population*** eher ***großer Zellen*** mit einem relativ ***breiten Zytoplasmasaum*** und ***deutlich sichtbaren Nukleolen.*** Beim ***L3-Typ*** weisen die Leukämiezellen eine für das Burkitt-Typ-Lymphom charakteristische Morphologie auf, bestehend aus ***homogenen, großen Zellen*** mit einem ***weiten,*** stark ***basophilen Zytoplasma, prominenten Nukleolen*** und häufig ***Zytoplasma- und/oder Kernvakuolen.*** Die Verteilungshäufigkeit der drei Leukämietypen im Kindesalter ist etwa L1 = 85%, L2 = 14% und L3 = 1%.

Nach den an einer großen Zahl von Patienten gewonnenen Erfahrungen soll diese Klassifizierung eine klare prognostische Aussage erlauben [69, 70, 102, 105]. Inzwischen sind jedoch Modifikationen dieser Einteilung vorgeschlagen worden, da nicht selten bei einzelnen Patienten das morphologische Bild von einer ***Mischung der Typen L1 und L2*** geprägt ist [70]. Von den Untersuchern der FAB-Gruppe ist kürzlich eine Modifikation der Klassifizierung vorgenommen worden, weil die Reproduzierbarkeit des Verfahrens wegen der subjektiven Einflüsse, denen die Beurteilung unterliegt, doch nicht in dem gewünschten Umfang gewährleistet schien [7]. Nach dem neuen Vorschlag werden für die Einteilung nur noch die Parameter Kern/Plasma-Relation, Ausprägung der Nukleolen, Kernform und Zellgröße berücksichtigt.

Zytochemische Merkmale von Leukämiezellen

Abgrenzung zur Nicht-ALL

Zytochemische Untersuchungen an Leukämiezellen im Ausstrichpräparat dienen zur Abgrenzung der ALL gegenüber Nicht-ALL-Formen. Der Nachweis einer ***positiven Peroxidase- oder Sudan-Schwarz-Reaktion*** in wenigstens 3% der Leukämiezellen ist ***beweisend*** für das Vorliegen einer ***akuten myeloischen Leukämie.*** Liegt dieser Befund in einem geringeren Prozentsatz der Zellen vor, sollte die Diagnose ALL zumindest in Zweifel gezogen und eine exakte Zuordnung der Leukämie mit zusätzlichen Verfahren angestrebt werden. Auszuschließen ist eine ALL auch bei Vorliegen einer ***positiven Esterasereaktion,*** die ***kennzeichnend für die monozytär differenzierte Leukämie*** ist.
Bei etwa der Hälfte der ALL-Patienten läßt sich eine positive ***Perjodsäure-Schiff-Reaktion (PAS)*** nachweisen. Diese Reaktion, die intrazellulär gelagertes Glykogen oder Glykoproteide identifiziert, ist zwar nicht für die ALL beweisend, kann aber differentialdiagnostisch hilfreich sein.
Eine typischerweise paranukleär fokal gelegene ***saure Phosphatasereaktion*** [12] in über 50% der Leukämiezellen findet man in der Regel bei Patienten, bei denen auch der Nachweis von Schaferythrozytenrezeptoren auf der Oberfläche der Zellen geführt werden kann [5, 27, 107]. Beide Befunde sind ***charakteristisch für*** die immunologisch ***T-differenzierte ALL.***

Immunologische und biologische Merkmale der Leukämiezellen

Immunologisch 7 Untergruppen

Die immunologische und biologische Charakterisierung der Leukämiezellen hat für die ALL in den letzten Jahren zunehmend an Bedeutung gewonnen [5, 18, 27, 32, 101, 103]. Mit Hilfe immunologischer Techniken lassen sich sieben Untergruppen der ALL definieren:

a) c-ALL (common-All). Auf der Oberfläche der Leukämiezellen findet sich ein mit heterologem Antiserum nachweisbares ***c-ALL-Antigen (cALLA).*** Leukämien dieser Gruppe wurden früher auch als Null-Zell-Leukämien bezeichnet. Aufgrund von subtileren immunologischen Klassifizierungstechniken ist dieser Terminus heute jedoch nicht mehr vertretbar (s. unten). Die c-ALL stellt den ***häufigsten Typ*** der kindlichen ALL dar. Prognostisch gilt der Nachweis von cALLA als ***günstiges Zeichen.***

b) T-All. Bei diesem Typ der ALL bilden die Leukämiezellen unter in-vitro-Bedingungen sowohl bei 4 °C als auch bei 37 °C spontan Rosetten mit hinzugefügten Schaferythrozyten [96]. Reife T-Lymphozyten bilden stabile Rosetten nur bei einer Temperatur von 4 °C aus. ***Patienten mit T-ALL*** weisen in der Mehrzahl einen großen vorderen ***Mediastinaltumor,*** erheblich ***vergrößerte Lymphknoten,*** eine ***hohe initiale Leukozytenzahl*** (oft mit Werten über 100000/mm^3) und eine ausgeprägte ***Hepatosplenomegalie*** auf; Jungen erkranken etwa 5mal so häufig wie Mädchen; bevorzugt tritt die Krankheit bei älteren Kindern auf [27, 32, 65, 96]. Diese Form der ALL kann als das Generalisationsstadium eines hochmalignen mediastinalen lymphoblastischen Lymphoms angesehen werden [28], obwohl Schaferythrozytenrezeptoren gelegentlich auch bei Kindern ohne das beschriebene typische klinische Bild nachweisbar sind. Patienten mit T-ALL gelten trotz ***anfänglich guten Ansprechens auf die Therapie*** als prädestiniert für das Erleiden ***früher,*** insbesondere im Zentralnervensystem lokalisierter ***Rezidive.***

c) B-ALL. Bei diesem, nur in etwa 2% aller Patienten mit ALL vorkommenden Typ sind auf den Leukämiezellen ***Oberflächenimmunoglobuline (sIg)*** vorhanden, die sich mit

gegen menschliche Immunglobuline gerichteten fluoreszierenden Antiseren nachweisen lassen. Das Vorhandensein von sIg deutet auf eine Herkunft dieser Zellen aus dem Knochenmark und damit auf eine Zugehörigkeit zur Entwicklungsreihe der B-Lymphozyten hin. Die B-ALL ist der einzige immunologisch definierte Subtyp, der eine Korrelation zur morphologischen FAB-Klassifikation aufweist; ***fast regelmäßig*** besitzen B-Lymphoblasten eine ***L3-Morphologie.*** Klinische Relevanz kommt der B-All wegen ihrer außergewöhnlich ***schlechten therapeutischen Beeinflußbarkeit zu.***

d) Prä-T-ALL. Bei diesem Typ der ALL läßt sich eine Beziehung zu T-Lymphozyten durch das Vorhandensein von ***T-Zell-Antigenen (HTLA)*** auf der Oberfläche der Leukämiezellen belegen, die mit gegen menschliches T-Antigen gerichtetem Immunglobulin nachweisbar sind. Im Gegensatz zur eigentlichen T-ALL, bei der diese Reaktion ebenfalls positiv ist, fehlt jedoch bei der prä-T-ALL die Ausbildung von Rosetten mit Schaferythrozyten. Der Terminus prä-T-ALL wird inzwischen von einigen Autoren nicht mehr verwendet. Für die immunologische Zugehörigkeit werden die Rosettenbildung und die Reaktion mit T-Zell-Antiseren gleichgesetzt. In beiden Fällen liegt dann definitionsgemäß eine T-ALL vor. Therapeutisch ist die prä-T-ALL etwa gleich einzuschätzen wie die T-ALL.

e) Prä-B-ALL. Die Leukämiezellen sind charakterisiert durch das Vorhandensein von ***cALLA, kombiniert*** mit dem Nachweis von ***schweren Ketten des IgM im Zytoplasma*** [103]. Erst die Anwendung beider Klassifizierungsverfahren erlaubt in diesem Fall die Erkennung der B-Zell-Abkunft, da ohne den Nachweis des zytoplasmatischen IgM die Leukämie als c-ALL typisiert würde. Im Gegensatz zur B-ALL sind sIg nicht vorhanden. Die prä-B-ALL stellt eine prognostisch ***weniger ungünstige Variante*** dar ***als die B-ALL.***

f) c/T-ALL. Bei dieser Untergruppe der ALL finden sich sowohl Zellen vom Typ der c-ALL als auch der prä-T-ALL. Obwohl dieser ***Mischtyp im Kindesalter relativ häufig*** beobachtet wird [101], wird er dennoch nicht allgemein als eigene Entität aufgefaßt [24, 32]. Die ***Prognose*** wird ebenso wie die der c-ALL als ***besonders günstig*** eingeschätzt.

g) „Null"-ALL. Bei der „Null"-ALL sind ***mit immunologischen und zytochemischen Methoden keine positiven Reaktionen*** nachweisbar. Synonyma für den Begriff „Null"-ALL sind unklassifizierbare ALL oder auch akute undifferenzierte Leukämie (AUL). Die Bezeichnungen „Null"-ALL und unklassifizierbare ALL bringen gegenüber dem Begriff AUL zum Ausdruck, daß doch eine lymphoblastische Differenzierung der Leukämiezellen vorliegt. Erkennbar ist die lymphatische Abkunft durch den Nachweis von Ia-Antigen, erhöhter Aktivität der terminalen desoxynukleotidyl-Transferase (TdT), der 5'-Nukleotidase (5'-N) und der Purin-Nukleosid-Phosphorylase (PNP) [24, 84]. Ia-Antigene (immunoassoziierte Antigene) sind Glykoproteine [9], die eine enge Verwandtschaft zu den Genprodukten des HLA-D-Locus aufweisen, weshalb auch die Bezeichnung HLA-DR (HLA-D related) verwendet wird. Die TdT ist eine unspezifische DNA-Polymerase, deren Aktivität gewöhnlich bei Patienten mit ALL, besonders mit T-ALL, erhöht ist [5, 51, 106]. Bei der B-ALL ist diese in der Regel nicht nachweisbar. Geringe Aktivitäten wurden in normalen Knochenmarklymphozyten gemessen. Auch in menschlichen Thymozyten ist das Enzym normalerweise vorhanden. Bei der 5'-N und der PNP handelt es sich um Enzyme, denen eine Rolle im Purinstoffwechsel lymphatischer Zellen zukommt. Somit lassen sich durchaus Indizien dafür finden, daß auch die „Null"-ALL lymphatischen Ursprungs ist. Sie wird zu den ***prognostisch ungünstigeren Varianten*** gezählt.

Die Vorstellungen über den zelllulären Ursprung der Leukämien beim Menschen konnten in den letzten Jahren durch immunologische Untersuchungen auf dem Gebiet der Leukozytendifferenzierung mit Hilfe monoklonaler Antikörper wesentlich erweitert werden. Die Gewinnung monoklonaler Antikörper erfolgt durch die Hybridisierung von Mäuselymphozyten, die gegen menschliche Leukozyten immunisiert wurden, mit Lymphomzellen. Durch die hohe Spezifität dieser Antikörper, entweder gegen T-Zell-Antigene, B-Zell-Antigene oder auch myeloische Antigene, ist die Differentialdiagnostik der akuten Leukämien erleichtert und die Subklassifizierung der ALL erheblich verfeinert worden. In einem recht breiten Umfang werden heute bereits kommerziell erhältliche anti-T-monoklonale Antikörper eingesetzt (z.B. OKT-Reihe:

Ortho Pharmaceutical Corporation; Leu-Reihe: Becton-Dickinson & Co). Für die Subtypisierung der ALL haben neben den OKT- und Leu-Serien auch die gegen B-Zellen gerichteten Antikörper BA-1, B1 und B2 Bedeutung [24]. Mit der Anwendung des gesamten Spektrums immunologischer und biologischer Untersuchungsmethoden läßt sich die ***Beziehung zwischen Leukämietyp und dem Stadium der physiologischen Lymphozytenmaturation*** herleiten (s. Abb. 1.2). Entsprechend können den Untergruppen der ALL charakteristische Befundkonstellationen in bezug auf Oberflächenmerkmale, Enzymmuster und intrazelluläre Merkmale und die Reaktionen der Zellen mit monoklonalen Antikörpern zugeordnet werden (s. Tabelle 1.1).

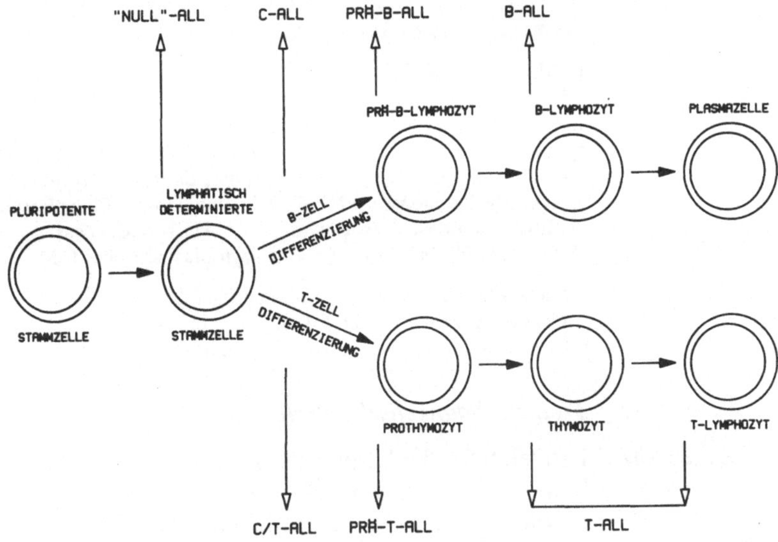

Abb. 1.2. Beziehungen zwischen Leukämietyp und dem physiologischen Stadium der Lymphozytenmaturation

Mindest-diagnostik Obgleich eine möglichst umfassende Differenzierung der Leukämie beim einzelnen Patienten wünschenswert wäre, ist sie in der klinischen Praxis nur bei einer Minderzahl der Kinder durchführbar. Ein Minimum an Diagnostik, insbesondere der Nachweis oder Ausschluß einer B-Zell-Neoplasie, ist jedoch unerläßlich, da sich hieraus für den Patienten entscheidende therapeutische Konsequenzen ergeben.

Tabelle 1.1. Biologische Klassifizierung der ALL

ALL-Typ	Oberflächen-merkmale	Enzyme und intra-zelluläre Merkmale	Reaktionen mit monoklonalen AK
„Null"-ALL	Ia	TdT, Hex, 5'N, PNP	(BA-1)
c-ALL	cALLA, Ia	TdT, Hex, PNP	J-5, B1, BA-1
c/T-ALL[a]	cALLA, Ia, HTLA	TdT, Hex, PNP, ADA, sPh	J-5, OKT9, OKT10
Prä-T-ALL[a]	HTLA	TdT, ADA, sPh	OKT9, OKT10, Leu1, OKT11/Leu5
T-ALL	HTLA, E-Rezeptor	TdT, ADA, sPh	OKT3/Leu4, OKT6, OKT11/Leu5, OKT4/Leu3[b], OKT5,8/Leu2[c]
Prä B-ALL	cALLA, Ia	TdT, cIg	J-5, B1
B-ALL	Ia, sIg	Nicht bekannt	B1, BA-1

Ia = Ia-Antigen, cALLA = cALL-Antigen, HTLA = humanes T-Lymphozyten-Antigen, E-Rezeptor = Rezeptor für Schaferythrozyten, sIg = Oberflächen-Immunglobulin, TdT = terminale desoxynukleotidyl Transferase, 5'N = 5'-Nukleotidase, PNP = Purin Nukleosid Phosphorylase, Hex- = Hexosaminidase Isoenzym I, ADA = Adenosin Desaminase, sPh = saure Phosphatase, cIg = intrazytoplasmatisches IgM

[a] Nicht allgemein als eigene Entität aufgefaßt
[b] Physiologisch bei Helfer-T-Lymphozyten
[c] Physiologisch bei Suppressor-T-Lymphozyten

Weitere diagnostische Verfahren

Zusätzliche Diagnostik

Hilfreich für die Unterscheidung zwischen ALL und nichtlymphoblastischen Leukämien ist die elektronische ***Zellvolumenbestimmung*** [30, 100]. Für die ALL findet sich gewöhnlich eine eingipfelige Größenverteilung mit einem Häufigkeitsmaximum zwischen 150 und 300 μm^3, während bei anderen Leukämieformen in der Regel das mittlere Zellvolumen bei Werten über 300 μm^3 liegt.
Ein weiteres Element der Differentialdiagnostik ist die ***Durchfluß-Impuls-Zytophotometrie.*** Bei gleichzeitiger Messung des DNA- und RNA-Gehalts findet sich bei nichtlymphoblastischen Leukämien der RNA-Gehalt in Zellen der G_0/G_1-Phase deutlich erhöht. Bei der ALL ist in Zellen dieser Zyklusphasen der RNA-Gehalt im Vergleich zu normalen Lymphozyten nur gering vermehrt [1]. Die Impuls-

zytophotometrie eignet sich ebenfalls zur quantitativen Erfassung zytogenetischer Auffälligkeiten, wie z. B. Aneuploidien. Veränderungen des DNA-Gehalts (meist Hyperdiploidien) und/oder chromosomale Veränderungen sind bei etwa 50% der Patienten mit ALL zu erwarten.

Durch ***Chromosomenuntersuchungen*** lassen sich Deletionen, fehlende oder zusätzliche Chromosomen (meist sind die Chromosomen 14 und 15 betroffen) oder auch Translokationen (8q – / 14q +) entdecken, die, obwohl nicht spezifisch für die ALL, bei positivem Befund diagnostisch von Bedeutung sein können [89]. Selten kann auch einmal eine Blastenkrise bei der chronisch myeloischen Leukämie morphologisch nicht vom Bild einer ALL unterscheidbar sein [14, 67]. Bei einigen solcher Patienten wurden sogar erhöhte TdT-Aktivitäten und das Vorhandensein von cALLA beschrieben [63]. Diagnostisch weiterführend ist in diesen Fällen der Nachweis eines Philadelphia-Chromosoms [14].

Die Heranziehung all dieser Untersuchungsmethoden kann und soll nicht zur allgemeinen Anwendung empfohlen werden. In diagnostisch schwierigen Fällen gelingt aber durch den Einsatz eines umfassenden Spektrums von Methoden mit hoher Wahrscheinlichkeit eine korrekte Ermittlung des Leukämietyps, die für die Art der zu wählenden Therapie eine unabdingbare Voraussetzung darstellt.

1.2.3 Klinische Diagnostik

Allgemeine Untersuchung

Bei der sorgfältigen körperlichen Untersuchung soll eine genaue Festlegung des leukämischen Befalls einzelner Organe erfolgen. Hierzu gehören die Messung der Leber- und Milzvergrößerung in cm unterhalb des Rippenbogens, die Palpation von Lymphknoten und Hoden sowie eine neurologische Untersuchung einschließlich der Spiegelung des Augenhintergrundes. Röntgenaufnahmen des Thorax in zwei Ebenen mit der Frage nach dem Vorhandensein eines Thymustumors sowie die radiologische oder sonografische Untersuchung des Abdomens, besonders im Hinblick auf eine ausgeprägte leukämische Infiltration der Nieren (evtl. Urogramm) und der retroperitonealen Lymphknoten stellen eine Minimalforderung dar, da sich aus den Befunden dieser Untersuchungen therapeutische

Konsequenzen ergeben. Zur Feststellung eines ausgeprägten Knochenbefalls sind Röntgenuntersuchungen des Skeletts zu empfehlen. Eine tomografische, szintigrafische und angiografische Diagnostik muß im Einzelfall erwogen werden.

Unverzichtbar ist die Durchführung einer diagnostischen ***Lumbalpunktion*** zur Ermittlung eines leukämischen Befalls des Zentralnervensystems. Bei einer Erhöhung der Liquorzellzahl über 5/mm^3 muß eine zytologische Differenzierung nach Präparation mit der Zytozentrifuge erfolgen.

Zur Feststellung von eventuell präexistenten Erkrankungen sind die Ableitungen von EKG und EEG, sowie unter Umständen auch die computertomografische Untersuchung des Schädels zu empfehlen. Laborchemisch sollte orientierend eine Organdiagnostik (Leber, Niere, Herz) durchgeführt werden. Bakteriologische und virologische Untersuchungen von Stuhl- und Rachenabstrichen, gegebenenfalls auch von Urin- und Blutkulturen, können wertvolle Hinweise auf eine Besiedelung des Organismus mit pathogenen Keimen geben, die bei den abwehrgeschwächten Patienten nicht selten foudroyant verlaufende, septische Erkrankungen verursachen.

HLA-Typisierung für Knochenmarktransplantation

Möglichst früh sollte ***bei dem Patienten und seinen Eltern und Geschwistern*** eine ***HLA-Typisierung*** vorgenommen werden. Die Kenntnis des HLA-Typs ist aus zwei Gründen von Bedeutung. Bei Patienten mit einem HLA identischen Geschwisterkind kommt für den Fall eines späteren Rezidivs eine Knochenmarktransplantation therapeutisch in Betracht. Darüber hinaus können im Notfall HLA identische Spender für eventuell erforderliche Thrombozyten- und Granulozytentransfusionen ausfindig gemacht werden, um eine möglichst hohe Effektivität bei geringer Sensibilisierungsgefahr zu gewährleisten. ***Verwandte*** des Patienten sollten jedoch ***nach Möglichkeit nicht als Spender*** herangezogen werden, weil sich die Erfolgsaussichten für eine Knochenmarktransplantation durch die vorhergehende Sensibilisierung mit Zellen von Familienangehörigen verringern.

1.3 Prognostische Faktoren

In den letzten zehn Jahren haben sich die Ergebnisse bei der Behandlung der ALL stetig verbessert. Abhängig von der durchgeführten Therapie ließen sich bei ***bis zu 70%*** der Kinder ***Langzeitremissionen*** erzielen, die mit großer Wahrscheinlichkeit Heilungen gleichzusetzen sind (Abb. 1.3).

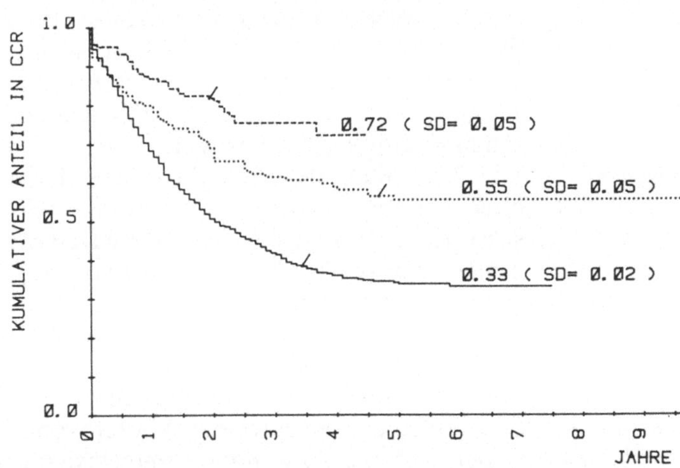

Abb. 1.3. Wahrscheinlichkeit des rezidivfreien Überlebens (CCR) in Abhängigkeit von der Therapie am Beispiel von drei Studien:
___ Standard-Induktionstherapie (42,60) n = 495, ... intensive Induktionstherapie (87,95) n = 119, ---- risikoadaptierte Therapie (46) n = 158

Masse der Tumorzellen wichtig für Prognose

Statistische Analysen erlauben die Ermittlung von Faktoren, die bereits zum Zeitpunkt der Diagnose die Wahrscheinlichkeit für das Auftreten eines Krankheitsrezidivs angeben können. Es besteht kein Zweifel darüber, daß die Masse der bei Feststellung der Krankheit akkumulierten Leukämiezellen negativ mit der Prognose korreliert ist. Der wichtigste und am leichtesten bestimmbare Indikator der Zellmasse ist die ***initiale Leukozytenzahl*** [36, 42, 69, 88, 98]. Größere Schwierigkeiten bereitet die Abschätzung der unter Umständen beträchtlichen ***Leukämiezellmasse in der Leber,*** der ***Milz*** und den ***Lymphknoten*** [59]. Da Kinder mit einer hohen initialen Leukozytenzahl zwar häufig, aber nicht regelmäßig eine ausgeprägte Leber-, Milz- und Lymphknotenvergrößerung aufweisen, muß die in diesen

Kompartimenten beherbergte Leukämiezellmasse für die Beurteilung der Prognose zusätzlich zur Leukozytenzahl berücksichtigt werden.

Lebensalter

Neben der Zellmasse werden eine Reihe von Faktoren, wie Lebensalter ***unter 2 oder über 10 Jahre, männliches Geschlecht,*** Nachweis eines ***Thymustumors,*** Hämoglobinwert über 10 g/dl, ***Thrombozytenzahl unter 100000/mm^3, erniedrigte Immunglobulinkonzentrationen*** sowie der initiale ***Befall des Zentralnervensystems*** als prognostisch ***ungünstige Zeichen*** angesehen [4, 13, 18, 28, 43, 44, 46, 69, 72, 86, 87, 88, 98]. Bereits erwähnt wurde die Beziehung zwischen der Prognose und der zytomorphologischen und immunologischen Klassifizierung der ALL.

Risikofaktoren bestimmen

Die Beurteilung der Wertigkeit dieser Parameter im Hinblick auf ihre prognostische Aussage wird dadurch erschwert, daß eine ***Abhängigkeit der Parameter untereinander*** besteht. Für die T-ALL wurde bereits das Zusammentreffen von verschiedenen der genannten Risikofaktoren beschrieben. Eine differenzierte Analyse über die Rangfolge der Wertigkeit einzelner Parameter ist daher für die Definition von Risikofaktoren unerläßlich [16, 17, 44, 46, 47, 69].

Abhängigkeit von Therapie

Risikoangepaßte Therapie nötig

Grundsätzlich verschiedene Muster von Risikofaktoren finden sich bei Anwendung unterschiedlicher Therapiekonzepte. So weichen beispielsweise Art und Rangfolge von prognostischen Faktoren bei weniger intensiver Anfangstherapie [69, 88] erheblich von denen bei intensiver Therapie [46] ab. Besonders eindrucksvoll sind die völlig gegensätzlichen Behandlungsergebnisse bei Patienten mit T-ALL. Für Kinder, die eine Standardinduktionstherapie mit Prednison und Vincristin erhalten, stellt die T-Zelleigenschaft einen signifikanten Risikofaktor neben der initialen Leukozytenzahl dar. Bei Patienten, die mit einer intensiven Induktionstherapie behandelt werden, besitzt dagegen die T-Charakteristik keine zusätzliche prognostische Bedeutung [43, 44]. Die Heilungsaussichten sind für diese Patientengruppe bei Anwendung der Standardtherapie verschwindend gering. Mit einer effizienteren, intensiven Therapie erreichen dagegen etwa 70% der Kinder eine Langzeitremission [46]. ***Durch*** die Einführung einer ***risikoangepaßten Therapie*** ließ sich sogar der Einfluß der initialen Leukozytenzahl auf die Prognose kompensieren [46], die nach allgemeiner Ansicht den Risikofaktor schlechthin repräsentiert (Abb. 1.4). Kein befriedigender therapeutischer Ansatz existiert bis heute für Patienten mit B-Zell-Leukämie. Auch die ***Prognose für Säuglinge,*** besonders im Alter von weniger als sechs Monaten, gilt weiterhin als ***ungünstig.***

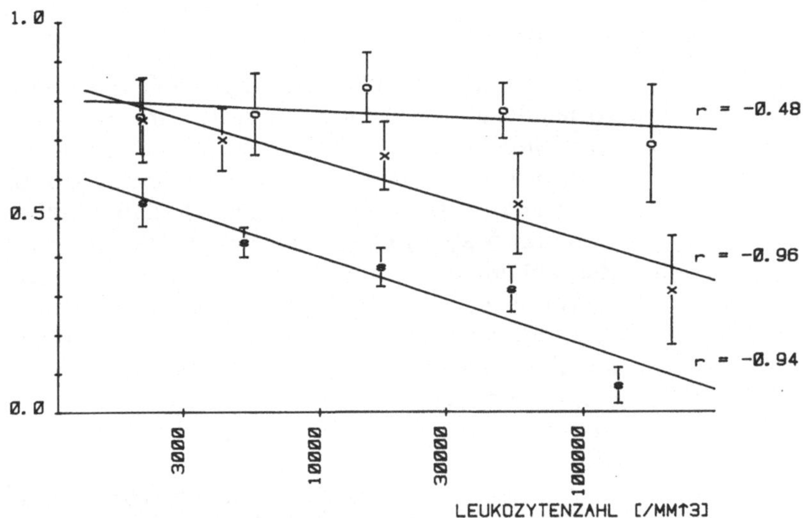

Abb. 1.4. Einfluß der initialen Leukozytenzahl auf die Wahrscheinlichkeit des rezidivfreien Überlebens nach 5 Jahren bei unterschiedlich intensiver Anfangstherapie: s: Standardinduktionstherapie (42,60), x: intensive Induktionstherapie (87, 95), o: risikoadaptierte Therapie (46)

Strategieziel

Aufgrund der Erkenntnisse über die Wechselbeziehungen zwischen Initialbefunden und der Art der Therapie ist eine einheitliche Behandlung für alle Patienten mit ALL heute nicht mehr zu rechtfertigen. Charakteristika für die Definition von Risikopatienten lassen sich jedoch nur basierend auf den Ergebnissen finden, die mit einem bestimmten Therapiekonzept erzielt wurden, und sind daher nur bedingt auf anders behandelte Patienten übertragbar. Ziel von ALL-Therapiestudien ist heute die Stratifizierung der Patienten in Risikogruppen auf der Grundlage der für eine bestimmte Therapieform ermittelten prognostischen Faktoren. Das Konzept einer Anpassung der Behandlung zielt darauf ab, die ***Übertherapie für Nicht-Risikopatienten zu vermeiden*** und ***bei Risikopatienten das zum Zeitpunkt der Diagnose abgeschätzte Rezidivrisiko zu kompensieren.*** Damit soll allen Patienten eine vergleichbar gute Prognose in Aussicht gestellt werden [46, 69]. Es ist zu erwarten, daß durch die Anwendung von risikoadaptierten Behandlungskonzepten ein erneuter Wandel des Musters von prognostischen Faktoren erfolgt.

1.4 Therapie

Zum Zeitpunkt der Diagnose liegt die Zahl der im Körper vorhandenen Leukämiezellen in der Größenordnung von 10^{12}. Diese Masse von Zellen, die etwa einem Kilogramm entspricht, praktisch vollständig zu eliminieren, ist das Ziel der Therapie. In erster Näherung gilt, daß jeweils ein bestimmtes Maß an Chemotherapie die initial vorhandene Zellzahl um jeweils eine Zehnerpotenz reduziert [26]. Diese Voraussetzung ist jedoch nur unter der Bedingung erfüllt, daß die Chemotherapie, wenn sie über einen längeren Zeitraum durchgeführt wird, gleichermaßen effektiv bleibt, also kein Wirksamkeitsverlust, z. B. durch Resistenzentwicklung von Zellen gegenüber Zytostatika, eintritt.

Komplette Remission

Leicht kontrollierbar ist der Effekt der Therapie in bezug auf das Kriterium, ob eine komplette Remission (CR) erreicht werden kann. Die CR bezeichnet einen Zustand, in dem der Patient ***frei von klinischen Krankheitszeichen*** der Leukämie ist und der Anteil von ***Leukämiezellen oder verdächtigen Zellen im Knochenmark unter 5%*** beträgt. Dieser Zustand liegt bereits dann vor, wenn eine Reduktion der Zellzahl von 10^{12} auf etwa 10^9 erfolgt ist. An die Phase der Remissionsinduktion schließt sich die präventive Behandlung des Zentralnervensystems (ZNS), eventuell kombiniert mit einer Konsolidierungstherapie, an. Die nachfolgende Dauertherapie dient der Erhaltung der Remission.

1.4.1 Induktionstherapie

Zur Remissionsinduktion finden neben Glukokortikoiden die Zytostatika Vincristin (VCR), Daunorubicin (DR) oder Adriamycin (ADR), Cyclophosphamid (CP) und das aus E. coli gewonnene Enzym l-Asparaginase (L-ASP) Verwendung.

Nach vierwöchiger Therapie liegen die Remissionsraten bei der Applikation von PRED/VCR um 90%. Mit der

Kombination PRED/VCR/L-ASP erhöht sich die Remissionsrate um etwa 5% auf 95% [80]. Annähernd gleich hoch ist der Prozentsatz bei der Applikation von PRED/VCR/L-ASP/CP [69]. Die mit über 95% höchsten Remissionsraten werden mit den 4-Medikamente-Kombinationen PRED/VCR/DR/L-ASP oder PRED/VCR/ADR/L-ASP erzielt [3, 46, 87]. In Anbetracht der relativ geringfügigen Verbesserung des Ergebnisses bei dieser 4-Medikamententherapie ist der Zusatz des vierten Medikaments scheinbar überflüssig, zumal die Toxizität der Behandlung dadurch erhöht wird. Es besteht aber kein Zweifel daran, daß die ***Induktionstherapie*** nicht nur einen vordergründigen ***Effekt auf die Remissionsrate,*** sondern auch ***auf das Langzeitergebnis*** hat. Die raschere Reduktion der Leukämiezellmasse bei intensiver Therapie verringert die Möglichkeit für die Entstehung resistenter Zellpopulationen. Daneben findet eine umfassendere Zerstörung der Leukämiezellen statt, so daß eher die kritische Schwelle der Zellzahl erreicht wird, an der noch nicht näher bekannte, körpereigene Abwehrmechanismen gemeinsam mit der remissionserhaltenden Dauertherapie eine Kontrollfunktion über die Leukämie auszuüben vermögen. Beide Mechanismen führen offenbar zu einer besseren Qualität der Remission, deren Beurteilung sich heute noch aufgrund unzureichender Techniken unseren Möglichkeiten entzieht.

Effekt der massiven Initialtherapie

Der Wert einer intensiven Anfangstherapie der ALL wird dennoch nicht allgemein akzeptiert. In verschiedenen Therapiestudien konnte eine Beziehung zwischen der Intensität der Initialbehandlung und dem Gesamtergebnis nicht festgestellt werden [11, 54, 66, 91, 97, 108]. Befunde von Analysen über den Zusammenhang zwischen der Prognose und den applizierten kumulativen Medikamentendosen im Rahmen der Induktionstherapie haben jedoch gezeigt, daß ein ***positiver Einfluß*** auf das Behandlungsergebnis nur dann zu erwarten ist, ***wenn die Dosierung*** einzelner Medikamente ***genügend hoch*** gewählt wird [45]. Eine Beziehung besteht auch zwischen der Prognose und der zeitlichen Sequenz der Applikation von bestimmten Wirkstoffen [52]. Die einfache Addition eines oder mehrerer Medikamente in unzureichender Dosis oder zu einem ungünstig gewählten Zeitpunkt kann daher tatsächlich ohne Effekt auf das Langzeitergebnis sein.

Endgültigen Aufschluß über die Wirksamkeit einer Therapieform bringt erst die Beobachtung der Patienten über mehrere Jahre. ***Eine für fünf Jahre anhaltende,*** ununterbrochene ***Erstremission*** bedeutet mit sehr hoher Wahrscheinlichkeit, daß der ***Patient als geheilt anzusehen*** ist. Neuere Befunde deuten darauf hin, daß eine intensive Induktionstherapie auch dazu beiträgt, die Risikoperiode für das Auftreten eines Rezidivs zu verkürzen [46]. Bei weniger aggressiver Anfangsbehandlung konnten noch im 6. und 7. Jahr nach Diagnose Rezidive beobachtet werden [31, 42, 99], während in einer Gruppe von intensiv behandelten Kindern bereits nach 5 Jahren die Risikoperiode beendet war [46, 87].

Unzureichende Initialtherapie verschlechtert Prognose

Die Aufrechterhaltung der einmal erreichten Remission ist deshalb von so entscheidender Bedeutung, weil ein ***Krankheitsrezidiv,*** das heißt das Wiederauftreten von Leukämiezellen an irgendeinem Ort des Körpers, ungleich ***schwieriger therapeutisch zu beeinflussen*** ist ***als die Erstmanifestation*** der Erkrankung. Als besonders ungünstig sind Rückfälle anzusehen, die noch während der Therapie erfolgen. Häu-

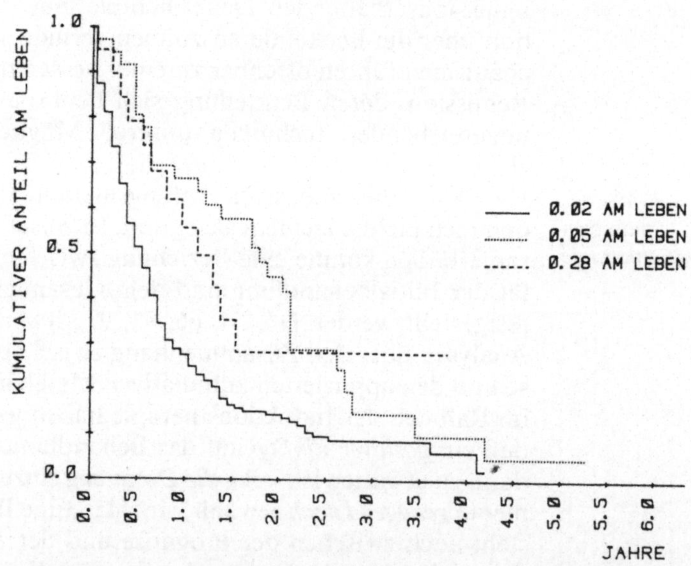

Abb. 1.5. Wahrscheinlichkeit des Überlebens nach erfolgtem Rezidiv in Abhängigkeit vom Rezidivort ohne spezielle Berücksichtigung der durchgeführten Rezidivtherapie. —— Überleben nach isoliertem Knochenmarkrezidiv (n = 175), ... Überleben nach isoliertem ZNS-Rezidiv (n = 36), ---- Überleben nach isoliertem Hodenrezidiv (n = 20)

fig gelingt es bei diesen Patienten nicht einmal mehr, eine zweite Remission zu induzieren. Noch einmal erreichte Remissionen sind gewöhnlich von sehr kurzer Dauer (Abb. 1.5). Die Ursachen für die schlechte Prognose dieser Kinder sind eine unzureichende Initialtherapie, die eine ***Resistenzentwicklung der verbliebenen Zellen begünstigt*** und wohl auch die Rezidivtherapiekonzepte, die der schwierigeren Situation nicht in genügendem Maße Rechnung tragen. ***Weniger ungünstig*** sind die ***Behandlungsergebnisse*** bei Kindern mit späten Rezidiven, insbesondere ***bei den testikulären Rezidiven*** der Jungen [23]. In jedem Fall bringt jedoch die Rezidivtherapie sowohl für den Therapeuten als auch für den Patienten erhebliche Probleme mit sich. Die Therapietoleranz und der Kooperationswille der Kinder sind gegenüber der Erstbehandlung deutlich vermindert. Eine möglichst effektive Initialtherapie ist daher auf lange Sicht der günstigere Weg, auch wenn die Morbidität während dieser Therapie im Vergleich zu einer weniger aggressiven Behandlung höher anzusetzen ist.

1.4.2 Präventive Behandlung des Zentralnervensystems

Ein Rezidiv im Bereich des ZNS, die leukämische Meningopathie, trat in den fünfziger Jahren bei 30–80% der ALL-Patienten auf [21, 68]. Offenbar liegt ein klinisch nicht entdeckbarer Befall des ZNS bei einem hohen Prozentsatz der Kinder vor, der aufgrund der schlechten Permeabilität der Blut-Liquor-Schranke mit den zur Remissionsinduktion verwendeten Medikamenten nur unzureichend therapierbar ist. Die Einführung der Bestrahlung des ZNS in das Behandlungskonzept war ein entscheidender Schritt auf dem Wege zur Kurativtherapie der ALL [49].

Schädelbestrahlung und intrathekales MTX

Klinische Studien haben ergeben, daß die Häufigkeit von ZNS-Rezidiven sowohl durch die Tele-Kobalt^{60}-Bestrahlung der gesamten Neuroaxis, als auch durch die Kombination von Bestrahlung des Hirnschädels und der Gabe von Methotrexat (MTX) intrathekal drastisch reduziert werden kann [19, 33, 49, 72, 83, 87]. Wegen der durch die Strahlentherapie induzierten Wachstumsstörungen und der Devitalisierung eines relativ umfangreichen Anteils von aktivem Knochenmark ist heute die ***Schädelbestrahlung, kombiniert mit MTX intrathekal,*** die gebräuchliche

Methode der präventiven ZNS-Therapie. Bei adäquater Behandlung liegt die Inzidenz von ZNS-Rezidiven in einem Bereich von etwa 5–10% [19, 42, 60, 83].

Über die Frage der erforderlichen ***Strahlendosis*** gibt es unterschiedliche Auffassungen. Ursprünglich wurde eine Dosis von 24 Gy empfohlen [49, 83]. Die Applikation von nur 18 Gy scheint aber für einen Teil der Kinder ebenfalls ausreichend zu sein [42, 46, 75, 87].

Nebenwirkungen und Spätfolgen

Ergebnisse neuerer Untersuchungen lassen vermuten, daß ein Zusammenhang zwischen der Hirnschädelbestrahlung und den bei einem Teil der Kinder beobachteten neuropsychologischen Störungen besteht. Das ***Somnolenz- oder Apathiesyndrom,*** das etwa acht Wochen nach der Bestrahlung auftritt, ist lange bekannt. Jüngere Publikationen beschäftigen sich jedoch in zunehmendem Maß mit möglichen Spätfolgen der Strahlentherapie. Diskutiert werden in diesem Zusammenhang ***Schul- und Lernschwierigkeiten,*** geistige ***Retardierung,*** Auffälligkeiten im psychosozialen Verhalten, pathologische ***Veränderungen im kranialen Computertomogramm und endokrinologische Störungen*** [15, 20, 38, 39, 57, 73, 79, 82, 85, 90]. Aufgrund des retrospektiven Charakters dieser Untersuchungen sind die Befunde jedoch nicht zweifelsfrei als strahlenbedingt interpretierbar.

Alternative ZNS-Therapie

Alternative Wege zu der gebräuchlichen präventiven ZNS-Therapie, die bei gleicher Wirksamkeit eine geringere Nebenwirkungsrate versprechen, werden seit einigen Jahren beschritten. Die sechsmalige Gabe von MTX intrathekal allein im Anschluß an die Induktionstherapie führte zu einer nicht vertretbaren Rate von ZNS-Rezidiven [33, 76]. Bemerkenswert gering war jedoch die Inzidenz bei der fortgesetzten Applikation MTX intrathekal auch während der Dauertherapie [37]. Eine Verringerung der akuten Toxizität der Bestrahlung wurde bei langfristiger Fraktionierung beschrieben [108]; allerdings traten bei dieser Form der ZNS-Therapie in deutlich über 10% der Fälle ZNS-Rezidive auf. Besondere Beachtung verdienen auch die Ergebnisse der ZNS-Therapie mit der kombinierten Gabe von mittelhochdosiertem MTX intravenös und MTX intrathekal bei völligem Verzicht auf die Bestrahlung [25, 71]. Kein Unterschied bezüglich der Häufigkeit von ZNS-Rezidiven wurde zwischen zwei Gruppen von Patienten gefunden, von denen die eine mit einer Hirnschädelbestrahlung in einer Dosis von 24 Gy, die andere nur mit in-

trathekaler Chemotherapie behandelt worden war [55]. Die ZNS-Chemotherapie bestand bei diesen Kindern aus der kombinierten Applikation von MTX, Hydrocortison und Cytosin-Arabinosid und erfolgte für die Dauer von einem Jahr. Das Gesamtergebnis der Studie liegt allerdings für beide Therapiezweige nur etwas über 20%.
Es ist sehr schwierig, die Ergebnisse verschiedener Modalitäten der ZNS-Behandlung miteinander zu vergleichen, da die unterschiedlich gehandhabte systemische Chemotherapie ebenfalls einen Einfluß auf die Häufigkeit von ZNS-Rezidiven nehmen kann. Einerseits wäre es denkbar, daß bei intensiver Chemotherapie doch Medikamente im ZNS wirksam werden. Andererseits können unterschiedliche Ergebnisse allein dadurch bedingt sein, daß bei einer wenig suffizienten systemischen Therapie so viele frühe Knochenmarkrezidive auftreten, daß für die Entstehung eines ZNS-Rezidivs gar nicht genügend Zeit verbleibt. Nach den z.Z. vorliegenden Daten bietet die Strahlentherapie immer noch die größte Sicherheit [33]. Trotzdem scheint der Ersatz der Bestrahlung durch die kombinierte MTX-Behandlung bei einem Teil der Kinder ein gleich gutes Ergebnis zu versprechen.

1.4.3 Remissionserhaltende Dauertherapie

Unbedingte Erhaltungstherapie

Die Durchführung einer Erhaltungstherapie muß heute noch als unverzichtbarer Bestandteil der ALL-Behandlung angesehen werden. Nicht sicher zu beantworten sind jedoch die Fragen, in welcher Form und für wie lange Zeit diese Phase der Behandlung für eine optimale Wirksamkeit konzipiert werden muß. Die Patienten sind während der Dauertherapie nicht unerheblich ***durch die therapieinduzierte Immunsuppression bedroht.*** Infektionen mit Erregern, die normalerweise harmlose Kinderkrankheiten hervorrufen, können für leukämiekranke Kinder zu einer lebensgefährlichen Erkrankung führen. Als bekannte Beispiele seien hier nur die Infektionen mit Varizellen- und Masernviren genannt. Die Verkürzung der Dauertherapie brächte eine wünschenswerte Verringerung dieser Risiken.

Basistherapie

Bewährt hat sich als Basistherapie die ***kombinierte orale Applikation von 6-Mercaptopurin täglich und MTX einmal wö-***

chentlich. Der Zusatz eines dritten Medikaments hatte bei gleicher Effektivität eine deutlich höhere Toxizität zur Folge [3]. In die Dauertherapie eingeschaltete „Reinduktionspulse", meist in Form der Kombination von PRED und VCR, könnten einen positiven Einfluß auf das Therapieergebnis haben. Eindeutig belegbar ist der Wert dieser Maßnahme jedoch nicht [42, 97].

Eine eindrucksvolle Verbesserung der Prognose konnte hingegen für Risikopatienten durch die Einführung eines intensiven Reinduktionsprotokolls während der ersten sechs Monate nach Krankheitsbeginn erzielt werden [46]. Besonders deutlich zeigt das Ergebnis dieser Studie, daß die Risikoperiode für das Auftreten eines Rezidivs durch die frühe Therapieintensivierung kürzer ist als in der historischen Kontrollstudie [87, 95]. Der Befund spricht dafür, daß bei einer intensiven Anfangstherapie eine Verkürzung der Dauertherapie, die in den meisten Studien für zwei bis drei Jahre durchgeführt wird, möglich ist.

Grundsätzlich sollten die Kinder während der Erhaltungstherapie körperlich möglichst wenig beeinträchtigt sein und weitgehend ihren normalen Aktivitäten (Schulbesuch, Kindergarten, Reisen usw.) nachgehen können. Dieser Gesichtspunkt sollte bei der Konzeption der Dauertherapie besonders berücksichtigt werden.

1.5 Therapiekomplikationen und supportive Behandlung

Risiko der Behandlung und Komplikationen

Jede zytotoxische Therapie ist gleichzeitig auch ein Risiko für den Patienten. Das Spektrum der möglichen Komplikationen bei der Behandlung der ALL ist umfangreich. Dabei ist das Komplikationsmuster für die einzelnen Phasen der Therapie recht charakteristisch. Zum Zeitpunkt der Diagnose und während der ersten zwei Behandlungswochen sind die Kinder bedroht durch die manifeste ***Knochenmarkinsuffizienz.*** Zu den ersten Maßnahmen gehört die Beseitigung der Anämie durch Erythrozytentransfusionen. Immer ist mit dem Auftreten ***septischer Infektionen*** und ***Blutungen*** zu rechnen. Eine antibiotische Therapie ist deshalb bereits bei dem Verdacht auf das Vorliegen einer bakteriellen Infektion unverzüglich einzuleiten. Zur Prophylaxe einer endogenen Infektion hat sich die Therapie mit nicht resorbierbaren Antibiotika und Antimykotika zur Reduktion der Keimzahl im Darm bewährt. Die sorgfältige Beobachtung und gegebenenfalls Behandlung von Haut- und Schleimhautaffektionen trägt ebenfalls zur Verhütung infektiöser Komplikationen bei. Die Gabe von ***Thrombozytenkonzentrat*** sollte bei initialen Thrombozytenzahlen unter 10000/mm^3 liegen. Wegen der möglicherweise mehrfach erforderlichen Transfusionen sollten Thrombozyten von HLA-kompatiblen, nicht verwandten Spendern bevorzugt werden. Thrombozytopenien, die erst einige Tage nach Therapiebeginn auftreten, führen wegen der Steroidmedikation seltener zu schweren Blutungskomplikationen. Kinder mit einer hohen initialen Leukämiezellmasse sind besonders bei gleichzeitigem Vorliegen einer ausgeprägten leukämischen Infiltration der Nieren durch das Auftreten einer ***Uratnephropathie*** mit nachfolgendem ***Nierenversagen*** gefährdet. Entscheidend wichtige supportive Maßnahmen sind in diesen Fällen neben der Gabe von Xanthinoxidasehemmern die Gewährleistung einer ausreichenden Flüssigkeitszufuhr und, falls erforderlich, eine Therapie zur Alkalisierung des Harns. Die antileukämische Therapie darf zunächst nur in einer behutsamen Zytoreduktion durch einschleichende Steroidmedikation bestehen. Erst nach deutlichem Rückgang der peripheren Leukämiezellzahl und der Organvergrößerungen sollte mit der eigentlichen Induktionstherapie begonnen werden.

Ernste Komplikationen können durch ***Elektrolytverschiebungen*** eintreten, deren Ursachen sowohl durch die Grundkrankheit als auch therapiebedingt sind. So besteht gelegentlich bereits zum Zeitpunkt der Diagnose eine Verschiebung der Kalzium- und Phosphatkonzentrationen im Serum, die zusammen mit einer durch die Behandlung sich einstellenden ***Hyperkaliämie*** für den Patienten bedrohlich werden kann. Die Infusion kaliumhaltiger Lösungen sollte daher initial nur bei gezielter Indikation erfolgen. Beachtung verdient auch das Syndrom der inadäquaten Sekretion von antidiuretischem Hormon, das neben anderen Ursachen einmal durch Vincristin hervorgerufen werden kann. Verlaufsformen mit schwerer ***Hyponatriämie,*** zerebralem Koma und Todesfolge sind beschrieben. In diesen Fällen ist unbedingt eine strenge Flüssigkeitsrestriktion angezeigt.

Eine den Patienten belästigende, aber meist harmlose Komplikation ist das Auftreten einer ***durch Vincristin*** be-

dingten peripheren ***Neuropathie.*** In manchen Fällen macht sich diese Neuropathie jedoch auch durch eine erhebliche Störung der Darmmotilität bemerkbar. Die Entstehung eines ***paralytischen Ileus*** mit dem klinischen ***Bild des akuten Abdomens*** ist möglich. Zur Prophylaxe dieser Komplikation ist die Gabe pflanzlicher Abführmittel zur Stuhlregulation notwendig. Die Applikation von Glukokortokoiden führt bei einem Teil der Patienten zur Entgleisung des Glukosestoffwechsels. In der Regel handelt es sich dabei um ***nichtketotische Hyperglykämien,*** die durch eine osmotische Diurese erhebliche Flüssigkeitsverluste zur Folge haben können und nötigenfalls vorübergehend mit Insulin behandelt werden müssen. Verstärkt werden kann diese Störung durch die gleichzeitige Gabe von L-Asparaginase, die neben der ***Beeinträchtigung der Leberfunktion*** (Transaminasenanstieg, Gerinnungsstörungen durch Hypofibrinogenämie) ***und der exokrinen Pankreasfunktion*** (Diarrhoe durch Maldigestion, evtl. zu behandeln mit Pankreasfermenten) auch eine Verminderung der Insulinproduktion verursachen kann. Gelegentlich entsteht durch die L-Asparaginase das klinische ***Bild einer akuten Pankreatitis.***
Während der Phase der präventiven ZNS-Behandlung werden gelegentlich Müdigkeit, Kopfschmerzen und Erbrechen beobachtet. Die Symptomatik ist mit der eines ***Hirnödems,*** wie es nach einem Insolationsschaden auftritt, vergleichbar. Eine antiödematöse Therapie mit Dexamethason und Furosemid ist nur selten notwendig. Bereits während dieser Behandlungsphase besteht eine deutliche ***Immunsuppression,*** durch die die Kinder in erhöhtem Maße anfällig für Infektionen mit bestimmten Erregern sind. Hierzu gehören besonders Pneumocystis carinii sowie das Varizellen- und Zytomegalievirus.
Zur ***Prophylaxe*** und Therapie ***der von Pneumozystis hervorgerufenen interstitiellen Pneumonie*** hat sich Cotrimoxazol hervorragend bewährt [40, 48]. Lebensbedrohliche oder gar tödliche Erkrankungen gehören heute zu den seltenen Komplikationen. Die Verhütung viraler Infektionen ist meist nur durch eine Expositionsprophylaxe möglich. Foudroyant verlaufende und bei etwa der Hälfte der Kinder letale ***Varizelleninfektionen*** lassen sich in der Regel durch die rechtzeitige Gabe von Varizellenhyperimmunglobulin verhindern. Wenn möglich, sollte die prophylaktische Therapie mit Hyperimmunglobulin bei allen Kin-

dern, die keine Antikörper gegen das Varizellenvirus besitzen, durchgeführt werden. In jüngster Zeit ist das Spektrum von virustatisch wirksamen Substanzen durch ***Acyclovir,*** einen Hemmstoff der DNA-Polymerase, bereichert worden. Im Gegensatz zu Cytosin-Arabinosid und Adenin-Arabinosid besitzt Acyclovir eine wesentlich höhere Affinität zur viralen DNA-Polymerase und damit eine erheblich größere therapeutische Breite [10]. Seine Wirksamkeit erstreckt sich vorwiegend auf Viren der Herpesgruppe, insbesondere auf das Herpes simplex- und das Varizellenvirus.

Wenn während der präventiven ZNS-Behandlung gleichzeitig eine konsolidierende Chemotherapie erfolgt, wird einerseits die Immunsuppression verstärkt, zusätzlich aber auch die Abwehr gegenüber bakteriellen Infektionen wegen der Knochenmarktoxizität beeinträchtigt. Die Steuerung der Therapie setzt daher in besonderem Maße die Kenntnis der möglichen Nebenwirkungen und Erfahrung in deren Behandlung voraus.

Während der remissionserhaltenden Dauertherapie ist eine ***Leukozytopenie*** zwischen 2000 und 3000/mm^3 erwünscht. Anhand der Leukozytenzahl wird die Effektivität der Dauertherapie kontrolliert und gesteuert. Die kontinuierliche Applikation von 6-MP und MTX bewirkt eine Fortdauer der Immunsuppression, so daß auch weiterhin mit einer Gefährdung der Patienten durch das Auftreten einer interstitiellen Pneumonie oder der für andere Kinder harmlosen Kinderkrankheiten gerechnet werden muß.

Außer den aufgeführten, häufigeren Nebenwirkungen der antileukämischen Therapie können eine Reihe von weiteren Komplikationen entstehen. Gelegentlich werden Leberaffektionen in Form von ausgeprägten ***Cholestasen*** beobachtet. Die Verwendung von Anthrazyklinen in hoher Dosis kann eine Kardiotoxizität zur Folge haben, die jedoch in der Regel nie die schwerste Ausprägung, die ***kongestive Kardiomyopathie,*** erreicht. Affektionen des Skelettsystems mit dem Bilde gelenknaher osteolytischer Veränderungen oder auch einer generalisierten ***Osteoporose*** werden bei einer kleinen Zahl von Patienten beobachtet und stellen ein schwer angehbares therapeutisches Problem dar. ***Hepatitis B-Infektionen*** als Folge zahlreicher Bluttransfusionen sind unter der Voraussetzung, daß eine leistungsfähige Blutbank mit gut kontrollierten Spendern zur Verfügung steht, selten zu befürchten. Dagegen scheint die Häufigkeit von ***Non A-/Non B-Hepatitiserkrankungen*** zuzunehmen, die besonders oft in einen chronisch aggressiven Verlauf einmünden sollen [2]. Die bereits erwähnten Spätfolgen am Zentralnervensystem, die durch die Strahlentherapie verursacht sein sollen, werden zur Zeit noch erforscht.

1.6 Rezidivtherapie

Grundsätzlich systemische Therapie Knochenmarktransplantation

Die Feststellung, daß eine einheitliche Therapie für die ALL nicht existiert, gilt erst recht für die Therapie des ALL-Rezidivs. Das Konzept einer Rezidivbehandlung muß ganz verschiedenen Gesichtspunkten, wie zum Beispiel dem Zeitpunkt und Ort des Auftretens und natürlich auch der Therapietoleranz des Patienten, Rechnung tragen. Wenn die Intention der Behandlung über den Effekt der Palliation hinaus gerichtet ist, sollte die Rezidivtherapie auf jeden Fall einem onkologisch erfahrenen Zentrum übertragen werden. Es besteht kein Zweifel daran, daß es ***möglich*** ist, ***zweite Langzeitremissionen und sogar die Heilung von Kindern mit einem Rezidiv zu erreichen.*** Die Wege dazu können im Einzelfall allerdings sehr unterschiedlich sein. Ein wesentlicher Grundsatz der Rezidivbehandlung ist, daß ***unabhängig vom Rezidivort*** immer eine ***systemisch*** wirksame ***Reinduktionstherapie*** appliziert werden muß, da auch bei isolierten extramedullären Rezidiven, wie dem testikulären oder ZNS-Rezidiv, mit einer erneuten, klinisch noch nicht erkennbaren Besiedlung des Knochenmarks gerechnet werden muß. Nach erreichter Remission muß dann darüber entschieden werden, ob die weitere Behandlung mit konventioneller Chemotherapie erfolgen soll oder ob unter Umständen eine Knochenmarktransplantation günstigere Heilungsaussichten verspricht. Allgemein gilt heute noch, daß eine ***Transplantation nur Aussicht auf Erfolg hat, wenn ein HLA-identisches Geschwisterkind als Spender*** zur Verfügung steht. In den letzten Jahren sind auch schon Transplantationen mit Mark von partiell identischen Spendern oder von HLA-identischen anderen Familienangehörigen durchgeführt worden. Die Ergebnisse sind aber noch zu jung, um bereits definitive Aussagen über den Erfolg zu erlauben. Nach wie vor stellen nicht-leukämiebedingte

Komplikationen, wie die akute oder chronische graft-versus-host-Reaktion (GvH) und die Infektionen mit opportunistischen Erregern, die Hauptprobleme bei Transplantationspatienten dar. Mehrere Arbeitsgruppen haben über ermutigende Therapieergebnisse – auch bei Rezidivpatienten – berichtet [8, 34, 53, 78, 92]. Weniger günstig erscheinen diese Resultate jedoch nach inzwischen längeren Beobachtungsperioden [93]. Die Überlebenswahrscheinlichkeit liegt für ALL-Patienten, die in erneuter Remission transplantiert werden, bei 26%, wobei kein unterschiedliches Ergebnis zwischen Patienten in zweiter, dritter oder gar vierter Remission zu erwarten ist. Wird die Transplantation im Rezidiv durchgeführt, beträgt die Überlebenswahrscheinlichkeit 15%. Etwa die Hälfte der Todesfälle ist auf ein Leukämierezidiv zurückzuführen. Es wird zur Zeit diskutiert, ob unterschiedliche Modalitäten der Konditionierungstherapie (Ganzkörperbestrahlung mit einer Dosis von 10 Gy als Bolus oder mit Dosen bis zu 14 Gy fraktioniert) Einfluß auf die Inzidenz nachfolgender Leukämierezidive nehmen. Hinweise gibt es auch dafür, daß es nicht unbedingt erforderlich ist, eine GvH-Reaktion vollständig zu verhindern. Eine kontrollierte GvH-Reaktion scheint nach neueren Ergebnissen einen günstigen antileukämischen Effekt zu haben, der im Sinne einer graft-versus-leukemia-Reaktion mit noch unbekanntem Wirkungsmechanismus gedeutet wird.
Gegenwärtig befindet sich zur Rezidivtherapie auch die ***autologe Marktransplantation,*** besonders für Patienten, die keinen HLA-identischen Spender besitzen, in klinischer Erprobung [77]. Dabei wird dem Patienten nach erreichter Remission Knochenmark entnommen und kryokonserviert. Residuelle Leukämiezellen lassen sich aus diesem Knochenmark durch die Behandlung mit gegen Leukämiezellen gerichteten Antiseren – neuerdings auch mit monoklonalen Antikörpern – entfernen. Das Verfahren wurde verschiedentlich mit bisher recht günstigem Ergebnis bei Patienten angewendet. Wegen der noch kurzen Nachbeobachtungsperioden ist eine verbindliche Beurteilung der Erfolgsaussichten noch nicht möglich.

1.7 Ausblick

Trotz der Entwicklung von Behandlungsformen für die kindliche ALL, die eine entscheidende Verbesserung der Prognose herbeigeführt haben, bleiben eine Reihe ungelöster Fragen und Probleme bestehen. Bezüglich der Diagnostik sollten Methoden entwickelt werden, die es uns erlauben, den Begriff der Remission besser zu definieren. Bisher nicht entdeckte oder noch nicht erfaßbare biologische oder biochemische Parameter von Leukämiezellen könnten geeignet sein, eine quantitative Aussage über eine residuelle Zellpopulation zu ermöglichen. Zusammen mit der Kenntnis der relevanten prätherapeutischen Risikoparameter würden sich daraus unmittelbare Konsequenzen im Hinblick auf die erforderliche Intensität und Dauer der Behandlung für den individuellen Patienten ergeben.

Zweitmalignome

Das wichtigste Ziel der klinischen Forschung ist die Klärung der Frage, wie intensiv die Behandlung sein muß, um dem Patienten das bestmögliche kurative Ergebnis bei einer weitgehend unverminderten Lebensqualität in Aussicht zu stellen. Als gesichert kann heute angesehen werden, daß nach erfolgreicher Behandlung die Lebensqualität für die Dauer von mindestens 10 Jahren nach dem Auftreten der Krankheit nicht erheblich beeinträchtigt ist [31, 87, 99]. Einer Klärung bedürfen ***Fragen nach der Häufigkeit von Zweitmalignomen,*** der ***Fertilität*** der Patienten und möglichen ***mutagenen Auswirkungen*** der Therapie ***auf ihre Nachkommen.*** Sowohl die Chemotherapie als auch besonders die Strahlentherapie werden angeschuldigt, Zweitneoplasien zu induzieren. In einer amerikanischen Studie betrug die Häufigkeit von Zweittumoren bei ehemaligen Krebspatienten 12%, und der beobachtete Anteil übertraf den Erwartungswert um das Zwanzigfache [61]. Für einige Erstmalignome zeichnet sich eine besonders hohe Wahrscheinlichkeit ab, von einer zweiten bösartigen Erkrankung gefolgt zu sein. Hierzu gehört z. B. der Morbus Hodgkin. Bis zu 20% der ehemaligen Hodgkin-Patienten, die in der Regel eine ausgedehnte Bestrahlung kombiniert mit einer Chemotherapie, die u. a. alkylierende Substanzen einschließt, erhalten haben, erkranken nachfolgend an einer akuten myeloischen Leukämie. ***Für Patienten mit einer ALL wurde bisher nicht über augenfällige Häufungen von Zweitmalignomen berichtet.*** In einer retrospektiven Erhebung an deutschen Kinderkliniken fanden sich Zweitneoplasien bei 5 von 1389 überlebenden ALL-Patienten mit Nachbeobachtungszeiten zwischen weniger als 2 bis zu mehr als 10 Jahren [35].

Fertilität

Kaum verbindliche Aussagen lassen sich über die Fertilität ehemaliger Krebspatienten machen. Wesentliche Faktoren für die Entstehung gonadaler Dysfunktionen sind allem Anschein nach die Art der verwendeten Therapeutika und das Alter der Patienten während der Behandlung. Besonders schwere Schädigungen sind als Folge einer Strahlentherapie zu erwarten. Weniger nachteilige Effekte wurden beobachtet, wenn der Zeitpunkt der zytostatischen Therapie vor dem Eintritt der Pubertät lag. Die Beurteilung der Fertilität ist aufgrund methodischer Probleme bei der Erfassung von Störungen in diesem Bereich wesentlich erschwert.

Bisherigen Untersuchungen zufolge können ehemalige Krebspatienten, Väter wie Mütter, davon ausgehen, daß ihre Kinder ***nicht in höherem Maße als der normalen Erwartungshäufigkeit entsprechend Fehlbildungen*** aufweisen. Bei den Müttern der Kinder, über die berichtet wurde, waren auch der Schwangerschaftsverlauf und die Entbindung unauffällig [62].

Trotz möglicher Spätfolgen einer antineoplastischen Therapie sollte man als wesentlichen Gesichtspunkt betrachten, daß nur bei einem relativ geringen Prozentsatz der Patienten mit dem Auftreten solcher Nebenwirkungen zu rechnen ist.

Für die Mehrzahl der Kinder ermöglicht die gegenwärtig durchgeführte Behandlung ein weitgehend normales weiteres Leben. Dennoch bedürfen alle Patienten, die als von der Leukämie geheilt angesehen werden, noch für Jahre einer sorgfältigen Beobachtung. Aufgrund der wachsenden Zahl von geheilten Patienten und des Fehlens von Institutionen, die sich gezielt mit der Nachbeobachtung beschäftigen, ist es wünschenswert, daß sich spezielle Abteilungen dieser Aufgabe widmen.

Literatur

1. Andreeff M, Darzynkiewicz Z, Sharpless TK, Clarkson BD, Melamed MR (1980) Discrimination of human leukemia subtypes by flow cytometric analysis of cellular DNA and RNA. Blood 55: 282

2. Arnold W (1980) Systematik und Verlauf der chronischen Hepatitis. Intern Welt 7: 253
3. Aur RJA, Simone JV, Verzosa MS, Hustu HO, Barker LF, Pinkel DP, Rivera G, Dahl GV, Wood A, Stagner S, Mason C (1978) Childhood acute lymphocytic leukemia, Study VIII. Cancer 42: 2123
4. Baumer JH, Mott MG (1978) Sex and prognosis in childhood acute lymphoblastic leukaemia. Lancet 2: 128
5. Beck JD, Haghbin M, Wollner N, Mertelsmann R, Garret T, Koziner B, Clarkson B, Miller D, Good RA, Gupta S (1980) Subpopulations of human T lymphocytes. Cancer 46: 45
6. Bennett JM, Catovsky D, Daniel MT, Flandrin G, Galton DAG, Gralnick HR, Sultan C (1976) Proposals for the classification of the acute leukaemias. French-American British (FAB) Co-operative Group. Brit J Haematol 33: 451
7. Bennett JM, Catovsky D, Daniel MT, Flandrin G, Galton DAG, Gralnick HR, Sultan C (1981) The morphological classification of acute lymphoblastic leukaemia: Concordance among observers and clinical correlations. Brit J Haematol 47: 553
8. Bhaduri S, Kurrle E, Arnold R, Lohrmann H-P, Pflieger H, Kubanek B, Heimpel H (1980) Knochenmarktransplantation. Klinikarzt 9: 105
9. Billing RJ, Safani M, Peterson P (1976) Isolation and characterization of human B cell alloantigens. J Immunol 117: 1589
10. Bridgden D, Fiddian T, Rosling AE, Ravenscroft T (1981) Acyclovir – A review of the preclinical and early clinical data of a new antiherpes drug. Antivir Res 1: 203
11. Camitta BM, Pinkel D, Thatcher LG, Casper J, Kun LE, Lauer S (1980) Failure of early intensive chemotherapy to improve prognosis in childhood acute lymphocytic leukemia. Med Pediatr Oncol 8: 383
12. Catovsky D (1975) T-cell origin of acid phosphatase positive lymphoblasts. Lancet II: 327
13. Chessells JM (1979) Presentation and prognosis in childhood leukaemia. Topics Paediatr 1: 27
14. Chessells JM, Janossy G, Lawler SD, Secker-Walker LM (1979) The Ph^1 chromosome in childhood leukaemia. Brit J Haematol 41: 25
15. Ch'ien LT, Aur RJA, Stagner S, Cavallo K, Wood A, Goff J, Pitner S, Hustu HO, Seifert MJ, Simone JV (1980) Long-term neurological implications of somnolence syndrome in children with acute lymphocytic leukemia. Ann Neurol 8: 273
16. Cox DR (1972) Regression models and life-tables. J Roy Statist Soc Bull 34: 187
17. Cutler S, Ederer F (1958) Maximum utilisation of the life-table method in analysing survival. J Chron Dis 4: 699
18. Dow LW, Borella L, Sen L, Aur RJA, George SL, Mauer AM, Simone JV (1977) Initial prognostic factors and lymphoblast-erythrocyte rosette formation in 109 children with acute lymphoblastic leukemia. Blood 50: 671
19. Dritschilo A, Cassady JR, Camitta B, Jaffe N, Furman L, Traggis D (1976) The role of irradiation in the central nervous system treatment and prophylaxis for acute lymphoblastic leukemia. Cancer 37: 2729
20. Eiser C (1978) Intellectual abilities among survivors of childhood leukaemia as a function of CNS irradiation. Arch Dis Child 53: 391

21. Evans AE, Gilbert ES, Zandstra R (1970) The increasing incidence of central nervous system leukemia in children. Cancer 26: 404
22. Farber S, Diamond LK, Mercer RD, Sylvester RF, Wolff JA: (1948) Temporary remissions in acute leukemia in children produced by folic acid antagonist, 4-aminopteroylglutamic acid (Aminopterin). N Engl J Med 238: 787
23. Fengler R, Henze G, Langermann H-J, Brämswig J, Jobke A, Kornhuber B, Ludwig R, Ritter J, Riehm H (1982) Häufigkeit und Behandlungsergebnisse testikulärer Rezidive bei der akuten lymphoblastischen Leukämie im Kindesalter. Klin Pädiat 194: 204
24. Foon KA, Schroff RW, Gale RP (1982) Surface markers on leukemia and lymphoma cells: Recent advances. Blood 60: 1
25. Freeman AI, Wang JJ, Sinks LF (1977) High-dose methotrexate in acute lymphocytic leukemia. Cancer Treat Rep 61: 727
26. Frei E, Sallan SE (1978) Acute lymphoblastic leukemia: treatment. Cancer 42: 828
27. Gadner H, Brandeis WE, Henze G, Langermann H-J, Müller-Weihrich S, Riehm H (1981) Immunological, cytochemical and clinical features in childhood acute lymphoblastic leukemia (ALL): Influence of therapy on prognosis. In: Knapp (ed) Leukemia Markers. Academic Press, London New York Toronto Sydney San Francisco: 467
28. Gaedicke G, Winkler K, Petersen N, Stein H, Landbeck G (1977) Das maligne mediastinale lymphoblastische Lymphom mit leukämischem Verlauf. Klin Pädiat 189: 31
29. Gallo RC, Poiesz BJ, Ruscetti FW (1981) Regulation of human T-cell proliferation: T-cell growth factor and isolation of a new class of type-C retroviruses from human T-cells. In: Neth, Gallo, Graf, Mannweiler, Winkler (eds) Haematology and Blood Transfusion, Vol. 26 Modern Trends in Human Leukemia IV. Springer, Berlin Heidelberg New York: 502
30. Gauthier J, Harel P, Brosseau C (1973) Leukocyte mean corpuscular volume in the differential diagnosis of acute leukemias. CMA Journal 109: 187
31. George SL, Aur RJA, Mauer AM, Simone JV (1979) A reappraisal of the results of stopping therapy in childhood leukemia. N Engl J Med 300: 269
32. Greaves MF, Janossy G, Peto J, Kay H (1981) Immunologically defined subclasses of acute lymphoblastic leukaemia in children: their relationship to presentation features and prognosis. Brit J Haematol 48: 179
33. Green DM, Freeman AI, Sather HN, Sallan SE, Nesbit ME, Cassady JR, Sinks LF, Hammond D, Frei III E (1980) Comparison of three methods of central-nervous-system prophylaxis in childhood acute lymphoblastic leukemia. Lancet I: 1398
34. Grossbard EB, O'Reilly RJ (1980) Bone marrow transplantation in the treatment of leukemia. Clin Bull 10: 109
35. Gutjahr P (1982) Persönliche Mitteilung
36. Haghbin M, Tan CC, Clarkson BD, Mike V, Burchenal JH, Murphy ML (1974) Intensive chemotherapy in children with acute lymphoblastic leukemia. Cancer 33: 1491
37. Haghbin M, Murphy ML, Tan CC, Clarkson BD, Thaler HT, Passe S, Burchenal J (1980) A long-term clinical follow-up of children with

acute lymphoblastic leukemia treated with intensive chemotherapy regimens. Cancer 46: 241

38. Hakami N, Mohammad A, Meyer JW (1980) Growth and growth hormone of children with acute lymphocytic leukemia following central nervous system prophylaxis with and without cranial irradiation. Am J Pediatr Hematol Oncol 2: 311
39. Hanefeld F, Riehm H (1980) Therapy of acute lymphoblastic leukaemia in childhood: effects on the nervous system. Neuropädiat 11: 3
40. Harris RE, McCallister JA, Allen SA, Barton AS, Baehner RL (1980) Prevention of pneumocystis pneumonia. Am J Dis Child 134: 35
41. Henze G, Billich J, Thom R, Riehm H (1979) Mikroplanimetrische Untersuchungen an Leukämiezellen im Ausstrichpräparat mit Hilfe eines Kurvendigitalisierers zur Subklassifizierung der kindlichen ALL. Klin Wochenschr 57: 364
42. Henze G, Langermann H-J, Lampert F, Neidhardt M, Riehm H (1979) Die Studie zur Behandlung der akuten lymphoblastischen Leukämie 1971–1974 der Deutschen Arbeitsgemeinschaft für Leukämie-Forschung und -Behandlung im Kindesalter e.V. Analyse der prognostischen Bedeutung von Initialbefunden und Therapievarianten. Klin Pädiat 191: 114
43. Henze G, Langermann H-J, Müller St, Odenwald E, Riehm H (1979) The probability of childhood T-ALL based on clinical parameters: Influence of therapy on prognosis. Europ J Pediat 130: 209
44. Henze G, Langermann H-J, Kaufmann U, Ludwig R, Schellong G, Stollmann B, Riehm H (1981) Thymic involvement and initial white blood count in childhood acute lymphoblastic leukemia. Am J Pediatr Hematol Oncol 3: 369
45. Henze G, Langermann H-J, Wulf M, Creutzig U, Riehm H (1981) Die Bedeutung von Daunorubicin für die kurative Behandlung der akuten lymphoblastischen Leukämie (ALL) im Kindesalter. In: Füllenbach, Nagel, Seeber (Hrsg) Beitr Onkol Vol 9 Adriamycin Symposium 1981. Karger, Basel: 437
46. Henze G, Langermann H-J, Brämswig J, Breu H, Gadner H, Schellong G, Welte K, Riehm H (1981) Ergebnisse der Studie BFM 76/79 zur Behandlung der akuten lymphoblastischen Leukämie bei Kindern und Jugendlichen. Klin Pädiat 193: 145
47. Henze G, Langermann H-J, Ritter J, Schellong G, Riehm H (1981) Treatment strategy for different risk groups in childhood acute lymphoblastic leukemia: A report from the BFM study group. In: Neth, Gallo, Graf, Mannweiler, Winkler (eds) Haematology and Blood Transfusion Vol. 26 Modern Trends in Human Leukemia IV. Springer, Berlin Heidelberg New York: 87
48. Hughes WT, Kuhn S, Chaudhary S, Feldman S, Verzosa M, Aur RJA, Pratt C, George SL (1977) Successful chemoprophylaxis for pneumocystis carinii pneumonitis. N Engl J Med 297: 1419
49. Hustu HO, Aur RJA, Verzosa MS, Simone JV, Pinkel D (1973) Prevention of central nervous system leukemia by irradiation. Cancer 32: 585
50. Janka GE, Teige-Singer S, Haas RJ, Lau BM (1978) Lymphoblast cell size and prognosis in acute lymphoblastic leukemia in childhood. Blut 37: 89

51. Janossy G, Bollum FJ, Bradstock KF, McMichael A, Rapson N, Greaves MF (1979) Terminal deoxynucleotidyl transferase positive human bone marrow cells exhibit the antigenic phenotype of common acute lymphoblastic leukemia. J Immunol 123: 1525
52. Jones B, Holland JF, Glidewell O, Jacquillat C, Weil M, Pochedly C, Sinks L, Chevalier L, Maurer HM, Koch K, Falkson G, Patterson R, Seligman B, Sartorius J, Kung F, Haurani F, Stuart M, Burgert EO, Ruymann F, Sawitsky A, Forman E, Pluess H, Truman J, Hakami N (1977) Optimal use of l-asparaginase (NSC-109229) in acute lymphocyte leukemia. Med Pediatr Oncol 3: 387
53. Kolb HJ (1981) Knochenmarktransplantation bei rezidivierter, akuter Leukämie. Klin Wochenschr 59: 251
54. Komp DM, George SL, Falletta J, Land VJ, Starling KA, Humphrey GB, Lowman J (1976) Cyclophosphamide-Asparaginase-vincristine-prednisone induction therapy in childhood acute lymphocytic and nonlymphocytic leukemia. Cancer 37: 1243
55. Komp DN, Fernandez CH, Falletta JM, Ragab AH, Humphrey GB, Pullen J, Moon T, Shuster J (1982) CNS prophylaxis in acute lymphoblastic leukemia. Cancer 50: 1031
56. Kornhuber B (1978) Zur Situation der pädiatrischen Onkologie in der Bundesrepublik. Klin Pädiat 190: 1
57. Kutzner J, Kretzschmar K, Gutjahr P (1981) CT-Untersuchungen bei Schädelbestrahlungen bei ALL und NHL. Strahlentherapie 157: 164
58. Landbeck G (1979) Zur Organisation einer optimalen Versorgung krebskranker Kinder in der Bundesrepublik Deutschland. Klin Pädiat 191: 107
59. Langermann H-J, Henze G, Wulf M, Riehm H (1982) Abschätzung der Tumorzellmasse bei der akuten lymphoblastischen Leukämie im Kindesalter: Prognostische Bedeutung und praktische Anwendung. Klin Pädiat 194: 209
60. Lampert F (1978) Ergebnis der Memphis-Studie VII („Pinkel Therapie") bei 659 Kindern mit akuter lymphoblastischer Leukämie. Klin Pädiat 190: 57
61. Li FP, Cassady JR, Jaffe N (1975) Risk of second tumors in survivors of childhood cancer. Cancer 35: 1230
62. Li FP (1982) Late consequences of treatment for childhood cancer: Effects on offspring. Proc 13th Int Cancer Congr, Seattle: 226
63. Marks SM, Baltimore D, McCaffrey R (1978) Terminal transferase as a predictor of initial responsiveness to vincristine and prednisone in blastic chronic myelogenous leukemia. N Engl J Med 298: 812
64. Mathé G, Pouillart P, Sterescu M, Amiel JL, Schwarzenberg L, Schneider M, Hayat M, Vassal F, Jasmin C, Lafleur M (1971) Subdivision of classical varieties of acute leukemia. Correlation with prognosis and cure expectancy. Eur J Clin Biol Res 16: 554
65. Mathew PM, Prangnell DR, Cole AJL, Hill FGH, Shah KJ, Jones PHM, Martin J, Palmer MK, Thompson EN, Eden OB, Mott MG, Mann JR (1980) Clinical, haematological, and radiological features of children presenting with lymphoblastic mediastinal masses. Med Pediatr Oncol 5: 193
66. Mauer AM (1980) Therapy of acute lymphoblastic leukemia in childhood. Blood 56: 1
67. Mauri C, Torelli U, Prisco U, Silingardi V, Artusi T, Emilia G (1977)

Lymphoid blastic crisis at the onset of chronic granulocytic leukemia. Cancer 40: 865
68. Miller DR, Sonley M, Karon M, Breslow N, Hammond D (1974) Additive therapy in the maintenance of remission in acute lymphoblastic leukemia of childhood: The effect of the initial leukocyte count. Cancer 34: 508
69. Miller DR, Leikin S, Albo V, Vitale L, Sather H, Coccia P, Nesbit M, Karon M, Hammond D (1981) Use of prognostic factors in improving the design and efficiency of clinical trials in childhood leukemia: Children's Cancer Study Group Report. Cancer Treat Rep 64: 381
70. Miller DR, Leikin S, Albo V, Sather H, Hammond D (1981) Prognostic importance of morphology (FAB classification) in childhood acute lymphoblastic leukaemia (ALL). Brit J Haematol 48: 199
71. Moe PJ, Seip M (1978) High dose methotrexate in acute lymphocytic leukemia in childhood. Acta Paediatr Scand 67: 265
72. MRC Working Party on Leukaemia in Childhood (1978) Effects of varying radiation schedule, cyclophosphamide treatment, and duration of treatment in acute lymphoblastic leukaemia. Brit Med J 2: 787
73. Mühlendahl KE, Gadner H, Riehm H, Helge H, Weber B, Müller-Hess R (1976) Endocrine function after antineoplastic therapy in 22 children with acute lymphoblastic leukemia. Helv Paediatr Acta 31: 463
74. Murphy SB, Borella L, Sen L, Mauer A (1975) Lack of correlation of lymphoblast cell size with presence of T-cell markers or with outcome in childhood acute lymphoblastic leukemia. Brit J Haematol 31: 95
75. Nesbit ME, Robison LL, Littman PS, Sather HN, Ortega J, D'Angio GJ (1981) Presymptomatic central nervous system therapy in previously untreated childhood acute lymphoblastic leukemia: Comparison of 1800 rad and 2400 rad. Lancet: 461
76. Nesbit ME, Sather H, Robison LL, Donaldson M, Littman P, Ortega JA, Hammond GD (1982) Sanctuary therapy: A randomised trial of 724 children with previously untreated acute lymphoblastic leukemia. Cancer Res 42: 674
77. Netzel B, Haas RJ, Rodt H (1981) Autologe Knochenmarktransplantation. Klin Pädiat 193: 279
78. Niethammer D (1981) Knochenmarktransplantation – Probleme, Indikationen, Vorgehen. Klin Pädiat 193: 272
79. Ochs JJ, Berger P, Brecher ML, Sinks LF, Kinkel W, Freeman AI (1980) Computed tomography brain scans in children with acute lymphocytic leukemia receiving methotrexate alone as central nervous system prophylaxis. Cancer 45: 2274
80. Ortega JA, Nesbit ME, Donaldson MH, Weiner J, Hittle R, Karon M (1977) L-asparaginase, vincristine, and prednisone for induction of first remission in acute lymphocytic leukemia. Cancer Res 37: 535
81. Oster MW, Margileth DA, Simon R, Leventhal BG (1976) Lack of prognostic value of lymphoblast size in acute lymphoblastic leukemia. Brit J Haematol 33: 131
82. Peylan-Ramu N, Poplack DG, Pizzo PA, Adornato BT, Chiro G (1978) Abnormal CT scans of the brain in asymptomatic children

with acute lymphoblastic leukemia after prophylactic treatment of the central nervous system with radiation and intrathecal chemotherapy. N Engl J Med 298: 815
83. Pinkel D, Hustu HO, Aur RJA, Smith K, Borella LD, Simone J (1977) Radiotherapy in leukemia and lymphoma of children. Cancer 39: 817
84. Poplack DG, Blatt J, Reaman G (1981) Purine pathway enzyme abnormalities in acute lymphoblastic leukemia. Cancer Res 41: 4824
85. Price RA, Jamieson P (1975) The central nervous system in childhood leukemia. II. Subacute leukoencephalopathy. Cancer 35: 306
86. Riehm H, Gadner H, Welte K (1977) Die West-Berliner Studie zur Behandlung der akuten lymphoblastischen Leukämie des Kindes – Erfahrungsbericht nach 6 Jahren. Klin Pädiat 189: 89
87. Riehm H, Gadner H, Henze G, Langermann H-J, Odenwald E (1980) The Berlin childhood acute lymphoblastic leukemia therapy study, 1970–1976. Am J Pediatr Hematol Oncol 2: 299
88. Robison LL, Sather HN, Coccia PF, Nesbit ME, Hammond GD (1980) Assessment of the interrelationship of prognostic factors in childhood acute lymphoblastic leukemia. Am J Pediatr Hematol Oncol 2: 5
89. Rowley JD (1981) Chromosome studies in children and adults with leukemia. In: Neth, Gallo, Graf, Mannweiler, Winkler (eds) Haematology and Blood Transfusion Vol. 26 Modern Trends in Human Leukemia IV. Springer, Berlin Heidelberg New York: 27
90. Rubinstein LJ, Herman MH, Long TF, Wilbur JR (1975) Disseminated necrotizing leukoencephalopathy: A complication of the treated central nervous system leukemia and lymphoma. Cancer 35: 291
91. Sallan SE, Camitta BM, Frei III E, Furman L, Leavitt P, Bishop Y, Jaffe N (1977) Clinical and cytokinetic aspects of remission induction of childhood acute lymphoblastic leukemia (ALL): Addition of an anthracycline to vincristine and prednisone. Med Pediatr Oncol 3: 281
92. Sanders JE, Johnson FL, Thomas ED (1980) Bone marrow transplantation. Am J Pediatr Hematol Oncol 2: 71
93. Sanders JE (1982) Bone marrow transplantation in children with acute leukemia. XIVth Meeting Int Soc Pediatr Oncol (SIOP). Abstract, Bern
94. Scheer U, Schellong G (1979) Der prognostische Wert von Zellgrößenmessungen bei akuten kindlichen Leukämien. Klin Pädiat 191: 127
95. Schellong G, Breu H, Gröbe H, Voss W (1978) Intensivierung der Anfangstherapie nach dem West-Berliner Protokoll bei akuter lymphoblastischer Leukämie. Klin Pädiat 190: 65
96. Sen L, Borella L (1975) Clinical importance of lymphoblasts with T markers in childhood acute leukemia. N Engl J Med 292: 828
97. Simone JV, Aur RJA, Hustu HO, Verzosa M, Pinkel D (1975) Combined modality therapy of acute lymphocytic leukemia. Cancer 35: 25
98. Simone JV, Verzosa MS, Rudy JA (1975) Initial features and prognosis in 363 children with acute lymphoblastic leukemia. Cancer 36: 2099
99. Simone JV, Aur RJA, Hustu HO, Verzosa MS, Pinkel D (1978) Three

to ten years after cessation of therapy in children with leukemia. Cancer 42: 839

100. Tausch W, Thom R, Odenwald E, Riehm H (1977) Differentialdiagnose der akuten Leukämie im Kindesalter mit Hilfe der elektronischen Zellvolumenbestimmung. Mschr Kinderh 125: 563
101. Thiel E, Rodt H, Huhn D, Netzel B, Grosse-Wilde H, Ganeshaguru K, Thierfelder S (1980) Multimarker classification of acute lymphoblastic leukemia: Evidence for further T subgroups and evaluation of their clinical significance. Blood 56: 759
102. Viana MB, Maurer HS, Ferenc C (1980) Subclassification of acute lymphoblastic leukaemia in children: Analysis of the reproducibility of morphological criteria and prognostic implications. Brit J Haematol 44: 383
103. Vogler LB, Crist WM, Bockman DE, Pearl ER, Lawton AR, Cooper MD (1978) Pre-B-cell leukemia: A new phenotype of childhood lymphoblastic leukemia. N Engl J Med 298: 872
104. Wagner VM, Baehner RL (1977) Lack of correlation between blast cell size and length of first remission in acute lymphocytic leukemia in childhood. Med Pediatr Oncol 3: 373
105. Wagner VM, Baehner RL (1979) Correlation of the FAB morphologic criteria and prognosis in acute lymphocytic leukemia of childhood. Am J Pediatr Hematol Oncol 1: 103
106. Welte K, Ebener U, Hinderfeld L, Ritter J, Henze G, Kornhuber B (1981) Die Bedeutung der terminalen desoxynucleotidyl Transferase in der Diagnostik der akuten Leukämie des Kindes – Ergebnisse von 63 Patienten. Klin Pädiat 193: 165
107. Winkler K, Stührk H, Gaedicke G, Marsmann G, Landbeck G (1977) Klinische Bedeutung cytochemischer Befunde bei akuten lymphoblastischen Leukämien im Kindesalter. Klin Pädiatr 189: 22
108. Zuelzer WW (1978) Childhood Leukemia – a perspective. The Johns Hopkins Med J 142: 115

2 Akute myeloische Leukämien im Kindesalter

U. Creutzig

Die akuten myeloischen Leukämien (AML), die auch als akute, nicht lymphatische Leukämien (ANLL) bezeichnet werden, sind definiert durch eine maligne Proliferation in blutbildenden Organen, die die Vorstufen der myeloischen Reihe betrifft. Dabei ist das Krankheitsbild gegenüber der akuten lymphatischen Leukämie (ALL) durch eine stärkere Heterogenität sowohl im morphologischen Bild, als auch im Verlauf gekennzeichnet.

2.1 Epidemiologie

Bei Kindern ist die akute myeloische Leukämie wesentlich seltener als bei Erwachsenen. In den derzeit laufenden Studien der Deutschen Arbeitsgemeinschaft für Leukämieforschung und -behandlung im Kindesalter werden ***jährlich*** ca. 220–240 Patienten mit ALL und ca. ***40 mit AML*** neu aufgenommen. ***Die Zahl der tatsächlichen Neuerkrankungen pro Jahr dürfte doppelt so hoch sein.*** Das Häufigkeitsverhältnis der beiden Erkrankungen zueinander liegt demnach bei 1 : 5–6.

Choi SI, Simone JV (1976) Acute nonlymphocytic leukemia in 171 children.
Med Pediatr Oncol 2: 119–146

In dieser großen amerikanischen Studie wird über 846 kindliche Leukämiepatienten, die im Zeitraum von 1962 bis 1973 beobachtet wurden, berichtet. Davon waren 77% an ALL, 20% an AML und 3% an chronisch myeloischen Leukämien erkrankt. Männliche Kinder waren im Verhältnis zu weiblichen häufiger betroffen. Das Geschlechtsverhältnis betrug bei Weißen 1,2 : 1, bei Schwarzen 1,75 : 1. Das mediane Alter lag bei 8 Jahren. Ein Altersgipfel, wie er bei der ALL bekannt ist, wurde nicht gesehen.

Lediglich ***bei den seltenen kongenitalen*** und neonatalen ***Leukämien überwiegen die akuten myeloischen Leukämien im Verhältnis 9 : 1*** gegenüber den lymphatischen.

In der großen Sammelstatistik des National Cancer Institute aus dem Jahre 1974 über 1249 akute myeloische Leukämien ist der Prozentsatz von kindlichen oder jugendlichen Patienten sehr gering. Nur ***8% der Patienten*** entfallen ***auf das Lebensalter von 0–25 Jahren,*** während der Anteil jenseits des 55. Lebensjahres mit 76% steil ansteigt.

Da es sich bei der AML demnach überwiegend um eine Erkrankung des Erwachsenenalters handelt, wird im folgenden auch auf internistisch-onkologische Literatur zurückgegriffen.

2.2 Ätiologie

Die ätiologischen Faktoren der akuten myeloischen Leukämie sind noch weitgehend unbekannt. Es gibt lediglich Anhaltspunkte, daß einige Faktoren, wie z. B. erbliche Belastung, Strahlen, chemische Substanzen und vielleicht Viren diese Erkrankung auslösen können.

2.2.1 Genetische Faktoren

Fraumeni JF, Manning MD, Mitos WJ (1971) Acute childhood leukemia: Epidemiologic study by cell type of 1263 cases at the Children's Cancer Research Foundation in Boston 1947–65. J Nat Cancer Inst 46: 461–470

In einer retrospektiven Untersuchung von 1263 Kindern mit akuten Leukämien waren 14 Patienten (1,1%) mit Down-Syndrom betroffen. Die ***Leukämiehäufigkeit bei der Trisomie 21 war 7mal höher*** als in der Durchschnittsbevölkerung. Vom Zelltyp her wurde ein leichtes Überwiegen der myeloischen Reihe beobachtet.

Andere kongenitale Defekte, bei denen das ***Leukämierisiko*** erhöht ist, sind ***die familiäre kongenitale aplastische Anämie***

(Fanconi) sowie Chromosomendefekte mit Immunmangel: ***Bloom-Syndrom, Wiskott-Aldrich-Syndrom*** und die ***Ataxie Teleangiektasie (Louis-Bar-Syndrom).***

Rowley JD (1980) Chromosome changes in acute leukaemia. Br J Haematol 44: 339–346

Bei eingehender Analyse werden bei etwa 50% der unbehandelten AML-Patienten Chromosomenabnormalitäten gefunden.
Veränderungen der Chromosomenzahl betreffen am ***häufigsten die Nr. 8 mit*** einem zusätzlichen Chromosom und ***Nr. 7 mit Verlust eines Chromosoms.*** Ein Zusammenhang mit speziellen morphologischen Subtypen wird hier nicht gefunden, dagegen sind bestimmte ***Strukturveränderungen der Chromosomen*** mit Subtypen korreliert. Bei der akuten Myeloblasten-Leukämie (M2 nach FAB-Klassifikation) wird eine konstante ***Translokation,*** die die langen Arme von Nr. 8 und 21 [t (8q – ; 21q +)] betrifft, gefunden. Sie ist häufig kombiniert mit ***Verlust eines Geschlechtschromosoms.*** Bei der akuten Promyelozytenleukämie (M3 nach FAB-Klassifikation) findet sich signifikant gehäuft eine Translokation, die Nr. 15 und 17 betrifft [t (15q + ; 17q –)].

Morse H, Hays T, Peakman D, Rose B, Robinson A (1979) Acute nonlymphoblastic leukemia in childhood. High incidence of clonal abnormalities and nonrandom changes. Cancer 44: 164–170

Zytogenetische Studien bei kindlichen AML-Patienten ergaben in ***12 von 15 Fällen Chromosomenabnormalitäten*** der Leukämiezellen. Am häufigsten war das ***Chromosom Nr. 7*** betroffen (5 Kinder). Drei Patienten hatten eine ***Trisomie 19.*** Die Prognose von Patienten mit Chromosomenabnormalitäten soll deutlich schlechter sein als diejenige ohne Aberrationen.

2.2.2 *Ionisierende Strahlen*

Seit den Atombombenabwürfen über Hiroshima und Nagasaki ist das erhöhte Leukämierisiko von Überlebenden bekannt. Neuere Untersuchungen beschäftigen sich mit Bevölkerungsgruppen, die niedrigeren radioaktiven Strahlungen ausgesetzt waren.

Lyon LJ, Gardner JW, West DW, Schussman L (1980) Further information on the association of childhood leukemias with atomic fallout. Harbour, Cold Spring
Enstrom JE (1980) The nonassociation of fallout radiation with childhood leukemia in Utah. Banbury report: 4. Cancer incidence in defined populations. Harbour, Cold Spring, p 147–186

Vergleichende Untersuchungen wurden zwischen der Region ***Utah mit hohem radioaktiven Niederschlag*** nach Atombombenversuchen zwischen 1951 und 1958 und anderen Gebieten der USA mit niedrigem radioaktiven Niederschlag vorgenommen. Sie ergaben für die Altersgruppe der 10–14jährigen Kinder in den 8 Jahren nach Beendigung der Versuche eine ***doppelt so hohe Leukämiemortalität*** gegenüber Kindern anderer Regionen.
Dem wird von Enstrom jedoch entgegengehalten, daß die statistische Absicherung letztlich nicht gelungen sei. Er führt auch an, daß die unterschiedlichen, nicht ausgewählten Patientenkollektive zu falschen Schlußfolgerungen führen.

Linos A, Gray JE, Orvis AL, Kyle RA, O'Fallon WM, Kurland LT (1980) Low-dose radiation and leukemia. N Engl J Med 302: 1101–1105

Untersuchungen, inwieweit diagnostische oder therapeutische Röntgenbestrahlung, die unterhalb einer Knochenmarksdosis von 3 GY lagen und über längere Zeiträume gegeben wurden, das Leukämierisiko erhöhen, wurden in Minnesota bei Erwachsenen vorgenommen. 138 Leukämiepatienten aus den Jahren 1955–74 wurden im Vergleich zu Kontrollpersonen analysiert. Es wurde kein statistisch signifikanter Unterschied im Leukämierisiko gefunden, wenn die Bestrahlung über größere Zeiträume, wie es im medizinischen Routinebetrieb üblich ist, verteilt wurde.

2.2.3 Chemische Substanzen

Infante PF, Rinsky RA, Wagoner JK, Young RJ (1977) Leukaemia in benzene workers. Lancet 2: 76–78

Bekannt ist das ***erhöhte Leukämierisiko von benzolexponierten Personen.*** Eine Nachuntersuchung von Arbeitern, die zwischen Januar 1940 und Dezember 1949 beruflich mit Benzol zu tun hatten, ergab ein ***fünfmal häufigeres Auftreten von Todesfällen*** durch akute myeloische Leukämien als zu erwarten gewesen wäre. Zurückgeführt wird das erhöhte Erkrankungsrisiko auf die mutagene Wirkung von Benzol, da auch signifikant gehäuft Chromosomenaberrationen beobachtet wurden.

Auclerc G, Jacquillat C, Auclerc MF, Weil M, Bernard J (1979) Post-therapeutic acute leukemia. Cancer 44: 2017–2025

Zweitmalignom nach zytostatischer Therapie

Von zunehmender Bedeutung ist die Entstehung einer AML als Zweitmalignom nach vorangegangener zytostatischer Therapie. Es wird über 35 erwachsene Patienten mit posttherapeutischer akuter Leukämie berichtet. Dabei handelte es sich in 60% der Fälle um Hodgkin-Patienten, die intensiv mit Radio- und/oder Chemotherapie behandelt worden waren. ***Die Zweiterkrankung*** trat im Median ***nach 7,5 Jahren*** (2–11,5 Jahre) auf. ***Voraus*** ging häufig über Monate eine Phase der ***Zytopenie,*** die ***besonders die rote Reihe*** betraf. ***Überwiegend*** gehörten die sekundären akuten Leukämien zur ***myeloischen Reihe*** (18 Fälle), nur 3 Patienten hatte eine akute lymphatische Leukämie. Die Therapieergebnisse waren sehr schlecht, alleine 15 Patienten waren primär Therapieversager. Die mediane Überlebenszeit betrug nur 2 Monate.

Sheibani K, Bukowski RM, Tubbs RR, Savage RA, Sebek BA, Hoffmann GC (1980) Acute non-lymphocytic leukemia in patients receiving chemotherapy for nonmalignant diseases. Hum Pathol 11: 175–179

Elf erwachsene Patienten entwickelten eine AML, nachdem sie wegen nicht maligner Vorerkrankungen, vorwiegend Kollagenosen, zytostatisch mit alkylierenden Substanzen behandelt wurden. Die therapeutischen Erfolge waren auch hier gering, die mediane Überlebenszeit betrug 4,5 Monate. Alle 5 Patienten, die zytogenetisch untersucht wurden, wiesen eine Aneuploidie auf. Dies ist ein Befund, der von anderen Autoren bestätigt wird und auf die mutagene Wirkung der alkylierenden Substanzen hinweist.

2.2.4 Viren

Es kann heute mit großer Sicherheit angenommen werden, daß Viren bei der Entstehung des Burkitt-Lymphoms und einiger T-Zell-Neoplasien (Mykosis fungoides, Sézary-Syndrom und T-ALL) eine entscheidende Rolle spielen. Für eine virale Genese der menschlichen AML gibt es derzeit keine schlüssigen Hinweise.

2.3 Klinisches Bild

2.3.1 Diagnose und Differentialdiagnose

Bennett JM, Catovsky D, Daniel MT, Flandrin G, Galton DAG, Gralnick HR, Sultan C (1976) Proposals for the classification of the acute leukaemias. Br J Haematol 33: 451–458

Zytomorphologische Einteilung

Die zytomorphologische Einteilung der AML in Subtypen erfolgt üblicherweise nach den Kriterien der French-American-British (FAB) Cooperative Group in ***M1 bis M6.***

Als *M1* wird die ***akute Myeloblasten-Leukämie*** ohne Ausreifung bezeichnet. Bei *M2* besteht eine Ausreifung bis zu den Promyelozyten. Die Peroxydase Reaktion ist in über 3% der pathologischen Blasten positiv. Bei der ***akuten Promyelozyten-Leukämie*** (APL, ***M3***) besteht der vorherrschende Zelltyp aus hypergranulierten Promyelozyten mit z.T. gebündelten Auer-Stäbchen. Die Peroxydase-Reaktion ist stark positiv.

Bei den ***akuten myelo-monozytären Leukämien*** (AMML, ***M4***) findet man sowohl myelozytär als auch monozytär differenzierte Blasten. Von der kleineren Population sollten zumindest 20% der Blasten entweder myelozytär oder monozytär differenzierbar sein. Die Peroxydase-Reaktion und unspezifische Esterase-Reaktion sind positiv.

Die ***Monozyten-Leukämie*** (AMoL, ***M5***) wird noch unterteilt in eine Form mit großen unreifen Monoblasten(M 5 a) und einer Form, bei der neben den Monoblasten auch Promonozyten und Monozyten gefunden werden (M 5 b). Die unspezifische Esterase-Reaktion ist meist stark positiv.

Bei der ***Erythroleukämie*** (EL, ***M6***) sind gewöhnlich über 50% der kernhaltigen Zellen im Knochenmark erythropoetischer Herkunft. Bizarre morphologische Veränderungen mit Doppelkernigkeit, Riesenzellen und mehreren Kernfragmenten werden gesehen. Unreife Erythroblasten zeigen eine schollig-positive Perjodsäure-Schiff (PAS)-Reaktion.

Allein aufgrund des morphologischen Bildes ist eine Zuordnung zu Lymphoblasten oder Nicht-Lymphoblasten in etwa 70 bis 90% der Fälle möglich. Die zytochemischen Reaktionen PAS, saure Phosphatase, Peroxydase und unspezifische Esterase sind zusätzlich notwendig, um bei Zweifelsfällen zu einer Entscheidung zu kommen. Darüberhinaus gelingt es mit Hilfe der Bestimmung von immunologischen Markern, die diagnostische Sicherheit zu erhöhen. Durch den Nachweis von T-Zell- und B-Zell-Markern sowie C-ALL-Antigenen läßt sich die Diagnose „akute lymphatische Leukämie" bestätigen und eine AML ausschließen.

Immunologische Marker

Im positiven Fall kann bei myeloischen Leukämien von der Reifungsstufe der Promyelozyten an der ***Gamma Fc-Rezeptor*** nachgewiesen werden. Durch den Nachweis von ***Glykophorin A*** als Membranmarker läßt sich eine frühe erythropoetische Differenzierung von Blasten erkennen.

Mit monoklonalen Antikörpern wird es vielleicht bald möglich sein, jede einzelne Leukämie individuell zu charakterisieren. Neue therapeutische Möglichkeiten könnten sich eröffnen, wenn es eines Tages gelänge, Zytostatika an monoklonale Antikörper zu koppeln und damit gezielt die malignen Zellen zu treffen.

Janossy G, Hoffbrand AV, Greaves MF, Ganeshaguru K, Pain C, Bradstock KF, Prentice HG, Kay HEM, Lister TA (1980) Terminal transferase enzyme assay and immunological membrane markers in the diagnosis of leukaemia: A multiparameter analysis of 300 cases. Br J Haematol 44: 221–234

Durch die Bestimmung des Enzyms Terminale Desoxynukleotidyl-Transferase (TdT) läßt sich häufig noch eine Zuordnung zur AML oder ALL erreichen. In einer multiparametrischen Analyse von 300 Patienten mit akuten lymphatischen und myeloischen Leukämien konnten bei 94% der Patienten mit Non-T- und Non-B-ALL erhöhte TdT-Spiegel bestimmt werden. Alle negativen Befunde bei ALL-Patienten betrafen Kleinkinder. Nur bei 4% (3 von 73 Patienten) mit AML wurden erhöhte TdT-Spiegel gemessen.

Neben der Abgrenzung der AML zur ALL ist die Differentialdiagnose zur Blastenkrise der CML wichtig. Wesentlich ist der Nachweis des Philadelphia-Chromosoms und der erniedrigte Index der alkalischen Leukozytenphosphatase bei der adulten Form der CML. Die juvenile Form der CML zeichnet sich durch ein stark erhöhtes Hb F und Fehlen des Philadelphia-Chromosoms aus.

Sanal SM, Campbell EW, Bowdler AJ, Brat PJ (1979) Pseudoleukemia. Postgrad Med 65: 143–145

In dieser Fallbeschreibung wird gezeigt, wie wichtig es ist, auch an andere Diagnosen bei offensichtlich leukämischem Knochenmarksbefund zu denken.

Eine 51jährige Frau, die über Gelenk- und Muskelschmerzen klagte und Petechien aufwies, hatte eine Leukozytenzahl von $9 \times 10^9/l$ und eine ausgeprägte Linksverschiebung im Differentialbild mit toxischen Granulationen. Im Knochenmark war das Verhältnis von myelopoetischen zu erythropoetischen Zellen mit 1:1 erhöht und es herrschten hypergranulierte Promyelozyten vor. Von zwei Hämatologen wurde die Diagnose „akute Promyelozytenleukämie" gestellt. Aufgrund erhöhter Temperaturen wurde jedoch zunächst eine antibiotische Behandlung durchgeführt, obwohl serologische und bakterielle Untersuchungen zu keinem Ergebnis geführt hatten. Nach 10 Tagen war die Patientin asymptomatisch und durch weitere Untersuchungen konnte festgestellt werden, daß die Knochenmarksveränderungen reaktiv durch einen vorausgegangenen Virusinfekt bedingt waren.

2.3.2 Initiale Befunde

Klinische Symptome

Die akuten myeloischen Leukämien beginnen ähnlich wie die lymphatischen mit zunehmender Müdigkeit und Blässe, Fieber, Infektionen und ***Gelenk- oder Knochenschmerzen. Haut- und Schleimhautblutungen*** treten auf.

Choi SI, Simone JV (1976) Acute nonlymphocytic leukemia in 171 children. Med Pediatr Oncol 2: 119–146

Schluckbeschwerden bei Tonsillitis, Pharyngitis oder Adenoiden waren bei 20% der Patienten Hauptgrund, den Arzt aufzusuchen. Bei 5 Kindern wurde die Leukämiediagnose durch Blutbilder vor Tonsillektomie gestellt. Nur 10% der Kinder hatten Zahnfleisch- oder Nasenbluten, dagegen bestand bei 9 von 30 menstruierenden Mädchen eine Menorrhagie. Bei der Erythroleukämie standen die Symptome Blässe und Abgeschlagenheit im Vordergrund. Im Median betrug die Dauer der Prodromi 6 Wochen (2 Tage bis 12 Monate).

116 von 171 Patienten hatten initiale Leukozytenwerte unter $50 \times 10^9/l$. Bei 36 Kindern (21%) lagen die Werte über $100 \times 10^9/l$. Die Thrombozytenwerte lagen in den meisten Fällen (61%) unter $50 \times 10^9/l$. Der Hb-Wert betrug im Median 7 g%. Über die Hälfte der Kinder wiesen ***Leber- oder Milzvergrößerungen*** auf. Deutlich sichtbare Lymphknotenschwellungen wurden in 22% der Fälle gefunden. Ausgeprägte Gingivahypertrophie hatten 9% und leichtere Zahnfleischschwellungen 15% der Kinder.

Eine ***ZNS-Beteiligung*** wurde initial bei 14% und im weiteren Verlauf bei über 38% der Kinder beschrieben. Eine generelle ZNS-Prophylaxe war nicht durchgeführt worden.

Von 97 Jungen hatte einer bei Diagnose einen Hodenbefall: bei 7 weiteren wurde eine testikuläre Beteiligung nach 5 Wochen bis 32 Monaten entdeckt. Leukämische Infiltrate an anderen Orten, wie Tränendrüsen, Hirnnerven, Augen und Haut bestanden bei 9 Kindern initial und wurden bei 7 im weiteren Verlauf beobachtet.

2.4 Therapie

Problematische Therapie

Die Therapie der akuten myeloischen Leukämie im Kindesalter gestaltet sich deutlich ***schwieriger als bei der akuten lymphatischen Leukämie.*** In verschiedenen Therapiestudien, die wegen der Seltenheit der AML in der Regel nur eine geringe Patientenzahl umfassen, sind unterschiedliche Zytostatika und Zytostatikakombinationen eingesetzt worden. Die Therapierichtlinien wurden zum einen aus der Behandlung von Erwachsenen mit AML und zum anderen aus kindlichen Therapieprotokollen für die akute lymphatische Leukämie entwickelt.

2.4.1 Chemo- und Radiotherapie

Hauptelement der heutigen Kombinationschemotherapie der AML ist ***Cytosin-Arabinosid*** (ARA-C), das als Monotherapeutikum in 19–46% der Fälle zur Vollremission führt. Die Kombination von Cytosin-Arabinosid mit ***Cyclophosphamid, Vincristin*** und ***Prednison*** (COAP) bzw. mit Thioguanin ergab in 44% bzw. 56% komplette Remissionen.

Gale RP, Cline MJ (1977) High remission-induction rate in acute myeloid leukaemia. Lancet 1: 497–499

Durch intensivierte Induktionstherapie mit der Dreierkombination Thioguanin, Cytosin-Arabinosid und Daunorubicin (T.A.D.) über 7 Tage (Thioguanin 100 mg/m² per os alle 12 Stunden Tag 1–7, ARA-C 100 mg/m² i.v. alle

12 Stunden Tag 1–7 und Daunorubicin 60 mg/m² i.v. Tag 5, 6 und 7) wurden bei Erwachsenen in ***79% der Fälle Vollremissionen*** erreicht. Ziel dieser besonders intensiven Initialbehandlung ist es, eine vollständige Knochenmarksaplasie zu erreichen, denn im Gegensatz zur ALL wird dies bei der akuten myeloischen Leukämie als Voraussetzung für eine erfolgreiche Therapie angesehen.

Urbanitz D, Büchner Th, Kamanabroo D, Hiddemann W, Schutte H, van de Loo J (1981) Intensified remission induction therapy for acute nonlymphocytic leukemia (ANLL) – treatment report on 60 patients. Blut 43: 129–133

Auf der Basis leukämiezellkinetischer Daten wurde der Zeitplan des T. A. D. Protokolls geändert (ARA-C 100 mg/m²/Tag als 24 h Dauerinfusion an den ersten beiden Tagen, dann als 30minütige Infusion 12stündlich Tag 3–8, Thioguanin 100 mg/m² p.o. alle 12 h Tag 3–9 und Daunorubicin 60 mg/m² i.v. Tag 3, 4 und 5). *Mit nur einem Behandlungszyklus* konnte bei 79% der Patienten die auf die Therapie ansprachen eine komplette Remission erreicht werden gegenüber nur 35% bei Gale. Der Vorteil für die Patienten liegt in einer deutlich verkürzten Phase der Knochenmarksaplasie, wenn nur ein Therapiezyklus notwendig ist.

Weinstein HJ, Mayer RJ, Rosenthal DS, Camitta BM, Coral FS, Nathan DG, Frei E (1980) Treatment of acute myelogenous leukemia in children and adults. N Engl J Med 303: 473–478

Mayer RJ, Weinstein HJ, Coral FS, Rosenthal DS, Frei E (1982) The role of intensive postinduction chemotherapy in the management of patients with acute myelogenous leukemia. Cancer Treat Rep 66: 1455–1462

Es wird über die Studie VAPA 10 berichtet, die sowohl kindliche als auch erwachsene AML-Patienten umfaßt. Das Therapieprinzip bestand aus einer frühen und späten Intensivbehandlung bei sequentieller Dauertherapie einschließlich kontinuierlicher Cytosin-Arabinosid-Infusion.

In der Induktionsphase wurden Vincristin, Daunorubicin, Prednison und Cytosin-Arabinosid-Dauerinfusionen über zunächst 7 Tage und anschließend über 5 Tage gegeben. Patienten, die eine Remission erreicht hatten, erhielten die intensive sequentielle Kombinations-Chemotherapie über 14 Monate. Eine ZNS-Prophylaxe wurde nicht durchgeführt.

Bei den 107 Patienten, davon 61 Kinder, wurde bei 70% eine komplette Remission erreicht. Nach der Life-table Methode berechnet beträgt die Wahrscheinlichkeit der anhaltenden Erstremission für die 45 in Remission gekommenen Kinder 55% bei einer medianen Beobachtungszeit von 31 Monaten. Bei den Erwachsenen sind Spätrezidive nach 2–4,5 Jahren für das fehlende Plateau der life-table verantwortlich.

Die Inzidenz von primären ZNS-Rezidiven ist bei den unter 17jährigen mit 8 von 18 Rezidiven besonders hoch.

Creutzig U, Ritter J, Langermann HJ, Riehm H, Henze G, Niethammer D, Jürgen H, Stollmann B, Lasson U, Kabisch H, Wahlen W, Löffler H, Schellong G (1983) Akute myeloische Leukämie bei Kindern: Ergebnisse der kooperativen Studie BFM-78 nach 3¾ Jahren. Klin Pädiat 195: 152–160

In der Bundesrepublik Deutschland wurden zwischen dem 1. Dezember 1978 und dem 15. Oktober 1982 151 Kinder aus 30 Kinderkliniken in die *kooperative Therapiestudie BFM-78* für kindliche myeloische Leukämien aufgenommen. Der Therapieplan bestand aus einer Vorphase mit Thioguanin und Cytosid-Arabinosid in niedriger Dosierung zur Reduzierung der Leukämiezellmasse, gefolgt von 2 intensiven jeweils 4wöchigen Behandlungsphasen mit einer Kombination von 7 Zytostatika (Prednison, Vincristin, Adriblastin, Thioguanin, Cytosin-Arabinosid, Cyclophosphamid und Methotrexat intrathekal), dazu prophylaktische ZNS-Bestrahlung mit 18 GY nach Eintritt der Remission. In der 2jährigen Dauertherapie wurde täglich Thioguanin gegeben, dazu alle 4 Wochen ein Cytosin-Arabinosid-Block über 4 Tage und alle 8 Wochen einmal Adriblastin im ersten Jahr.

ZNS-Prophylaxe

119 der 151 Patienten (79%) erreichten eine Vollremission. Nach der Life-table Analyse liegt bei der Gesamtgruppe der Kinder die Rate an erster kontinuierlicher Remission bei 41% nach 45 Monaten. Bei den 119 in Remission gekommenen Patienten beträgt die Rate an anhaltender Erstremission 56%. Von den 40 Rezidiven sind 36 unter Beteiligung des Knochenmarks aufgetreten, 2 sind isolierte Hautrezidive und jeweils ein Rezidiv war isoliert im Hoden und ZNS lokalisiert. Die geringe Inzidenz von ZNS-Rezidiven zeigt im Vergleich zur VAPA-10-Studie, bei der fast 50% der kindlichen Rezidive primär im ZNS aufgetreten sind, daß *auch bei der AML im Kindesalter* eine *ZNS-Prophylaxe* sinnvoll ist, wenn durch verbesserte Induktionstherapie längerfristige Erstremissionen erreicht werden.

Dahl GV, Simone JV, Hustu HO, Mason C (1978) Preventive central nervous system irradiation in children with acute nonlymphocytic leukemia. Cancer 42: 2187–2192

In einer vergleichenden Studie erhielten 24 in Remission gekommene kindliche Patienten eine prophylaktische Schädelbestrahlung. Von diesen hatte keiner ein primäres Rezidiv im zentralen Nervensystem, während in der Gruppe der 20 Kinder ohne ZNS-Prophylaxe 4 primäre ZNS-Rezidive und 2 kombinierte ZNS-Knochenmarksrezidive auftraten.
Das Ergebnis dieser Studie zeigte zwar, daß ZNS-Rezidive durch prophylaktische Bestrahlung verhindert werden konnten, es ergab sich jedoch keine Verlängerung der Remissionsdauer zugunsten der bestrahlten Patienten.

Embury SH, Laurence E, Heller PH, Hood CE, Greenberg PL, Schrier SL (1977) Remission maintenance therapy in acute myelogenous leukemia. West J Med 126: 267

Erhaltungstherapie

Der Wert der Erhaltungstherapie bei AML ist umstritten. Von 26 erwachsenen Patienten in kompletter Remission erhielten nach Randomisierung je 13 intermittierende Erhaltungstherapie aus Cytosin-Arabinosid und Thioguanin bzw. keine weitere Therapie. Die mediane Remissionsdauer betrug 10,3 Monate bzw. 6,7 Monate zugunsten der

Chemotherapie. Die medianen Überlebenszeiten waren dagegen gleich.

Vaughan WP, Karp JE, Burke PJ (1980) Long chemotherapy-free remissions after single-cycle timed-sequential chemotherapy for acute myelocytic leukemia. Cancer 45: 859–865

Nach einem einzigen Kurs einer intensiven toxischen Induktionstherapie aus Cytosin-Arabinosid und Daunorubicin mit zellkinetisch begründeter Zeitanordnung hatten 56% der 37 erwachsenen Patienten eine komplette Remission erreicht. Ohne weitere Dauertherapie betrug bei diesen Patienten die mediane Remissionsdauer 10 Monate.

Hollard D, Sotto JJ, Berthier R, Leger J, Michallet M (1980) High rate of long-term survivals in AML treated by chemotherapy and androgenotherapy. Cancer 45: 1540–1548

Beachtenswert sind die Ergebnisse einer Pilotstudie mit 31 von insgesamt 61 Patienten, die in Remission gekommen waren und deren Durchschnittsalter bei 26 Jahren lag. Die Erhaltungstherapie bestand aus intermittierender Chemotherapie und dem Androgen Stanozolol (0,15 mg/kg KG/Tag). Die mediane Remissionsdauer betrug 33 Monate. Dabei dürfte die Wirkung der kombinierten Therapie nicht nur in der Vernichtung von Leukämiezellen liegen, sondern vor allem in der Proliferationsförderung der normalen Hämatopoese durch die Androgene.

2.4.2 Immuntherapie

Bekesi JG, Hollard JF (1979) Impact of specific immunotherapy in acute myelocytic leukemia. In: Neth R, Gallo RC, Hofschneider PH, Mannweiler K (eds) Modern Trends in Human Leukemia III. Springer, Berlin Heidelberg New York

---

In einer dreiarmigen randomisierten Therapiestudie bei 91 erwachsenen Patienten mit AML in Remission erhielten alle eine intensive Erhaltungschemotherapie aus Cytosin-Arabinosid, Daunorubicin, Cyclophosphamid, CCNU bzw. Thioguanin. Eine Patientengruppe bekam alleinige Chemotherapie, die zweite erhielt zusätzlich monatlich jeweils 10^{10} neuraminidasebehandelte allogenetische Blasten intrakutan und die dritte bekam zusätzlich Metanolextrahierbares Residuum (MER) intrakutan. Die Ergebnisse zeigen ***signifikante Remissionsverlängerungen mit Chemo-Immuntherapie.*** Die mediane Remissionsdauer beträgt hier 22,5 Monate gegenüber 8 Monaten bei alleiniger Chemotherapie und 11 Monaten bei Zusatz von MER.

Baehner RL, Bernstein ID, Sather H, Higgins G, McCreadie S, Chard RL, Hammond D (1979) Improved remission induction rate with D-ZAPO but unimproved remission duration with addition of immunotherapy to chemotherapy in previously untreated children with ANLL. Med Pediatr Oncol 7: 127–139

Von 163 Kindern der Children's Cancer Study Group (Los Angeles) mit AML kamen 72% mit einer Induktionstherapie D-ZAPO, bestehend aus Daunorubicin, 5-Azacytidine, Cytosin-Arabinosid, Prednison und Vincristin, in Remission. Die Dauertherapie wurde randomisiert in alleinige Chemotherapie versus Chemoimmuntherapie mit BCG und allogeneischen Blasten. Die Ergebnisse zeigen ***keinen Vorteil für die Chemoimmuntherapiegruppe,*** die mediane Remissionsdauer lag bei 11 bzw. 12 Monaten für die zuletzt genannte Gruppe.

2.4.3 Knochenmarktransplantation

Thomas ED, Clift RA, Buckner CD (1982) Marrow transplantation for patients with acute nonlymphoblastic leukemia who achieve a first remission. Cancer Treat Rep 66: 1463–1466

Transplantation aussichtsreich

Die Ergebnisse der ***Knochenmarktransplantationen, die in der ersten Remission bei jüngeren Patienten mit AML durchgeführt werden, sind vielversprechend.*** In Seattle sind 75 Patienten mit AML in erster Remission transplantiert worden. Die ersten 19 Patienten im Alter von 9–47 Jahren wurden nach Vorbehandlung mit 2mal Methotrexat intrathekal, 2mal Cyclophosphamid 60 mg/kg KG und Ganzkörperbestrahlung mit 9,2 GY transplantiert. Alle Patienten erhielten allogenes Mark von HLA-identischen Geschwistern. Abgesehen von wöchentlich niedrig dosierten Methotrexatgaben zur Vermeidung der Graft-Versus-Host-Reaktion und 14tägiger intrathekaler Methotrexatgabe bis zum 102. Tag nach Transplantation wurde keine weitere Chemotherapie durchgeführt.

Von diesen 19 Patienten sind nach einer medianen Beobachtungsdauer von 44 Monaten noch 10 in anhaltender Erstremission. 6 Patienten sind an den Folgen der Graft-Versus-Host-Reaktion und/oder interstitiellen Pneumonie verstorben und 2 hatten ein Leukämierezidiv.

Zwaan FE (1980) Bone marrow transplantation for acute leukemia in remission – European Results. Blut 41: 207–213

In Europa sind die Erfahrungen mit der Knochenmarktransplantation in erster Remission noch jüngeren Datums. Bei 20 AML-Patienten im Alter von 8–46 Jahren aus 10 Transplantationszentren, davon 2 aus der Bundesrepublik (Tübingen, Essen) liegt die mediane Überlebenszeit erst bei 106 Tagen.

Powles RL, Clink HM, Bandini G, Watson JG, Spence D, Jameson B, Kay HEM, Morgenstern G, Hedley D, Lumley H, Lawson D, Barrett A, Lawler S, McElwain TJ (1980) The place of bone-marrow transplantation in acute myelogenous leukaemia. Lancet 1: 1047–1050

Der Vergleich von 28 Patienten im Alter von 3–47 Jahren in Remission, die eine Chemoimmuntherapie erhielten und 22 Patienten mit gleicher Induktionstherapie und anschließender Knochenmarktransplantation ergibt signifikant bessere Ergebnisse für die Transplantierten. 64% sind nach Life-Table-Berechnung nach 3 Jahren in erster Remission gegenüber 29% in der Chemoimmuntherapiegruppe. Obwohl die hier vorgestellten Ergebnisse der Knochenmarktransplantation bei AML-Patienten in erster Remission recht günstig erscheinen, sollte man bedenken, daß es nur sehr wenige Zentren gibt, die über größere Erfahrung verfügen und daß es sich um ein selektioniertes Krankengut handelt. Voraussetzung für eine erfolgreiche Transplantation ist eine Vollremission, deshalb ist zunächst immer eine Chemotherapie notwendig. Bei Patienten, die eine Remission erreicht haben, stellt sich die Wahl zwischen alleiniger Chemodauertherapie, kombinierter Chemo-Immuntherapie oder Knochenmarktransplantation. Letzteres allerdings nur, wenn ein Spender verfügbar ist. Die Rezidivrate nach Knochenmarktransplantationen ist gering, jedoch sterben Patienten an den Folgen der Graft-Versus-Host-Reaktion, die vielleicht mit Chemotherapie in Remission geblieben wären.

2.4.4 Rezidivtherapie

Bei den AML-Patienten ist es weitaus schwieriger, eine zweite Remission zu erreichen als bei Kindern mit ALL. Spezielle Studien zur Rezidivtherapie wurden bisher nicht veröffentlicht. In der Regel wird das gleiche Therapieschema, das zur Erstremission geführt hat, erneut eingesetzt. Es gelingt jedoch noch nicht einmal in der Hälfte der Fälle, eine zweite Vollremission zu erreichen. Bei diesen Patienten kommen oft neu entwickelte Zytostatika zur Anwendung, z. B. 5-Azacytidine, Amsacrine, VP 16 oder Cisplatin.

2.4.5 Komplikationen

Sutor AH (1979) Zur Blutungsproblematik bei akuten myeloischen Leukämien. Klin Pädiatr 191: 111–118

Hirnblutung

Hirnblutungen schon vor Therapiebeginn oder in der Anfangsphase sind mit über 10% ***eine häufige*** und gefürchtete ***Komplikation bei AML.*** Zum Zeitpunkt der Diagnose läßt sich aus Laborparametern für den Einzelfall eine Blutungsgefahr nicht vorhersagen. Ein erhöhtes Risiko liegt jedoch vor bei akuter Promyelozytenleukämie, hoher Blastenzahl, niedrigem Fibrinogen und niedrigem Plasminogen. Sinnvoller und prophylaktischer Einsatz von Gerinnungsfaktoren ist erst dann möglich, wenn durch engmaschige Gerinnungsuntersuchungen geklärt wird, ob eine Bildungsstörung oder Verbrauchskoagulopathie oder primäre Fibrinolyse die Ursache der Blutung ist. Die derzeitige Behandlung von Blutungskomplikationen bei AML ist symptomatisch und besteht in der Gabe von Thrombozytenkonzentraten bzw. Frischplasma.

Knochenmarks-aplasie

Durch die heutige intensive Kombinationschemotherapie wird bei den meisten Patienten nach 2–5 Wochen eine ausgeprägte Knochenmarksaplasie induziert. In dieser Phase ist die Infektionsgefahr besonders hoch. Es kann zu akut verlaufenden lebensbedrohlichen ***septischen Krankheitsbildern*** kommen. Deshalb sollte diese Behandlung nur in Zentren, die über ausreichende Erfahrung und die Möglichkeiten zur Granulo- und Thrombozytentransfusion verfügen, durchgeführt werden. Dieses Konzept wurde bei der oben angeführten BFM-78-Studie verfolgt. Trotzdem kam es auch hier in 6% der Fälle zu tödlich verlaufenden Infektionen unter der Behandlung. ***Pneumozystis karinii-Infektionen*** sind selten geworden, seitdem eine generelle antibiotische Prophylaxe mit Cotrimoxazol durchgeführt wird. Durch die prophylaktische Darmsterilisation mit Colistin in der Anfangsphase wird eine Reduzierung von Infektionen mit gramnegativen Erregern angestrebt. Empfehlenswert ist die Gabe von Immunglobulinen in der Phase der Knochenmarksaplasie. Bei Varizellenexposition sollte Varizellenhyperimmunglobulin verabreicht werden.

2.5 Prognose

Ohne spezifische Therapie verläuft die Krankheit innerhalb von Wochen bis Monaten zum Tode. Todesursachen sind meist Blutungen und Infektionen.

Zweifelhafte Prognose

Mit Hilfe der heutigen Chemotherapie werden bei 60 bis 80% der Patienten im Median nach 5–6 Wochen Vollremissionen erreicht. Die ***medianen Überlebenszeiten*** für die in Remission gekommenen Patienten liegen bei ***15 Monaten,*** die ***mediane Remissionsdauer*** liegt bei ***10 Monaten,*** während die Überlebenszeit für Non-Responder unter 4 Monaten bleibt. Beeinflußt wird die Prognose einerseits von der durchgeführten Therapie, andererseits von möglichen Risikofaktoren, wie Alter, Geschlecht, Leukozytenzahl, Hb-Wert, Thrombozytenzahl, Blutungsneigung und morphologischen Subtypen sowie Chromosomenanomalien.

Berg J, Vincent PC, Gunz FW (1979) Extreme leucocytosis and prognosis of newly diagnosed patients with acute nonlymphocytic leukaemia. Med J Aust 1: 480–482

Berichtet wird über 78 erwachsene Patienten mit AML, davon 13 mit Leukozytenwerten über 100000/μl, die initial kurzfristig hochdosiert Hydroxyurea bekamen. Bei den hoch leukämischen Patienten wurde seltener eine komplette Remission erreicht (38,5%) als bei der Restgruppe (52,7%). Die Unterschiede sind jedoch nicht signifikant und die Überlebenszeiten waren in beiden Gruppen gleich. Das Fehlen von intrazerebralen Blutungen wird auf die hochdosierte Hydroxyureatherapie zurückgeführt.

Brandman J, Bukowski RM, Greenstreet R, Hewlett JS, Hoffman GC (1979) Prognostic factors affecting remission, remission duration, and survival in adult acute nonlymphocytic leukemia. Cancer 44: 1062–1065

Bei 94 erwachsenen Patienten wurden die Risikofaktoren Alter, Geschlecht, primäre Leukozytenzahl, Hb, Thrombozyten, Subtypen der AML, Hepatosplenomegalie und Infektionen (Fieber und positive Blutkultur) analysiert. Gefunden wurde lediglich, daß Patienten mit ***akuter Promye-***

lozytenleukämie, die eine Remission erreicht haben, deutlich ***höhere Überlebenszeiten*** aufwiesen. Doch auch hier war die Zahl der Patienten mit fünf sehr gering. Ein Hb-Wert über 8 g% sowie niedrige Leukozytenwerte und das Fehlen von Infektionen zeigten einen Trend unterhalb des Signifikanzniveaus zu längeren Überlebenszeiten.

Creutzig U, Ritter J, Langermann HJ, Riehm H, Henze G, Niethammer D, Jürgen H, Stollmann B, Lasson U, Kabisch H, Wahlen W, Löffler H, Schellong G (1983) Akute myeloische Leukämie bei Kindern: Ergebnisse der kooperativen Studie BFM-78 nach 3¾ Jahren. Klin Pädiat 195: 152–160

Hirnblutungsrisiko bei AMOL

Die Risikoanalyse der kindlichen AML-Studie BFM-78 hat ergeben, daß das ***frühe Hirnblutungsrisiko*** bei Kindern mit ***akuter Monozytenleukämie*** (6/33) gegenüber den anderen Untergruppen (6/118) signifikant erhöht ist.
Bei ***initial stark erhöhten Leukozytenwerten*** waren die Aussichten, eine Vollremission zu erreichen, deutlich erniedrigt: Nur 20 von 34 (59%) der Patienten mit Leukozytenzahlen >100000/μl haben eine Vollremission erreicht gegenüber 99 von 117 (85%) Kindern mit initial niedrigeren Werten. ***Nach erreichter Vollremission*** hatten weder die Höhe der initialen Leukozytenzahl noch andere Faktoren, wie Geschlecht, Alter, Thrombozytenzahl, Hb-Wert, ZNS- und Organbefall, Leber- und Milzvergrößerung, sowie Dauer bis zum Eintritt der Vollremission einen Einfluß auf das Rezidivrisiko.

Golomb HM, Vardiman JW, Rowley JD, Testa JR, Mintz U (1978) Correlation of clinical findings with quinacrine-banded chromosomes in 90 adults with acute nonlymphocytic leukemia. N Engl J Med 299: 613–619

Berichtet wird über 46 von 90 erwachsenen Patienten mit AML, die Chromosomenabnormalitäten aufweisen. Die mittlere Überlebenszeit liegt bei den Patienten mit normalen Karyotypen mit 10 Monaten signifikant höher als bei denen mit abnormen Karyotypen mit 4 Monaten.

Vor noch wenigen Jahren galt die AML als eine Erkrankung mit absolut infauster Prognose. Inzwischen ist es ähnlich wie bei der ALL durch Einführung von immer neuen Therapiekonzepten mit intensiver und aggressiver Chemotherapie zu beachtlichen Erfolgen gekommen.

Scheer U, Schellong G, Riehm H (1979) Verbesserte Prognose der akuten myeloischen Leukämien bei Kindern nach intensivierter Anfangstherapie. Klin Päd 191: 104–110

Langzeitüberlebende

Von 23 Münsteraner AML-Patienten (Pilotgruppe der bereits genannten BFM-7-8-Studie), die zwischen 1974 und 1978 eine intensive Chemotherapie erhielten, gelangten 17 in Remission. Ein Kind verstarb in anhaltender Erstremission an Sepsis. Bis Oktober 1982 sind 10 Rezidive aufgetreten, 3 davon nach einer Erstremissionsdauer von 4 Jahren. Der ***Anteil der Überlebenden*** nach Life-table Analyse ***beträgt 39% nach 8 Jahren.*** Von den 17 Patienten, die eine Remission erreicht haben sind nach 8 Jahren noch 6 (37%) in anhaltender Erstremission.
Diese Langzeitergebnisse bei einer kleinen Gruppe von kindlichen AML-Patienten lassen dauerhafte Therapieerfolge über den Weg der verlängerten Erstremission möglich erscheinen.

3 Morbus Hodgkin im Kindesalter

H. Breu

Der Morbus Hodgkin (Lymphogranulomatose) ist definiert als eine maligne lymphoretikuläre Erkrankung. Das Erscheinungsbild im Kindes- und Jugendalter gleicht sehr weitgehend dem des Erwachsenenalters.

3.1 Epidemiologie und Ätiologie

Die Erkrankung ist in den westlichen Ländern bei Kindern, besonders im ersten Lebensjahrzehnt, selten. Die Häufigkeit nimmt mit ansteigendem Alter deutlich zu und erreicht schließlich ***im 3. Lebensjahrzehnt einen Gipfel.*** Manche Untersuchungen lassen einen zweiten Altersgipfel jenseits des 50. Lebensjahrzehnts erkennen. Das ***männliche Geschlecht*** ist deutlich ***häufiger*** betroffen als das weibliche, besonders ausgeprägt bei Kindern unter 10 Jahren. Hier beträgt das Geschlechtsverhältnis 4:1, in den höheren Altersstufen dagegen nur noch 2:1 bis 1,5:1 (Übersicht bei Gutensohn et al., 16).

Frage der Virusätiologie

Gutensohn et al. gingen der Frage einer infektiösen Ursache des Morbus Hodgkin in einer epidemiologischen Untersuchung nach. Sie verglichen die Sozialanamnese von 225 Patienten, die im Alter von 15–39 Jahren an Morbus Hodgkin erkrankt waren, mit derjenigen von 447 Kontrollpersonen. Patienten mit Morbus Hodgkin entstammten häufiger Kleinfamilien mit Einzelkindern oder nahmen öfters eine späte und isolierte Stellung in der Geburtenfolge ein als die Kontrollpersonen. Sie hatten außerdem weniger Spielkameraden und entstammten einem höheren sozialen Milieu. Die ***Häufigkeit einer Infektion mit Mononukleose war in der Hodgkin-Gruppe 2mal so häufig*** wie in der Kontrollgruppe. Die Autoren schlossen daraus, daß das Risiko, am Morbus Hodgkin zu erkranken, mit einer Gruppe von Faktoren gekoppelt ist, welche eine frühe Exposition für

Infektionen überhaupt unwahrscheinlich macht. Sie sind der Auffassung, daß der Morbus Hodgkin durch ein Virus verursacht sein kann, wobei das Alter der Patienten zum Zeitpunkt der Exposition das Krankheitsrisiko in hohem Maße beeinflußt. Die Autoren glauben, daß das Epstein-Barr-Virus neben anderen Virusarten für die Entstehung des Morbus Hodgkin in Betracht kommen könnte [17].

Gallo et al. [13] haben sich mit dieser Untersuchung beschäftigt und widersprechen dem Ergebnis. Sie führen folgende Gründe an: 1. Es gibt bisher keinen sicheren Hinweis, daß Hodgkin-Patienten ihrerseits ansteckend sind. 2. Obwohl die Hodgkin-Erkrankung aufgrund der epidemiologischen Daten mit einer viralen Erkrankung in Einklang zu bringen ist, sind bisher keine tatsächlichen Infektionsketten nachgewiesen worden. 3. Für den Fall, daß das Epstein-Barr-Virus mit der Hodgkin-Erkrankung ursächlich in Zusammenhang stehen sollte, müßte das Epstein-Barr-Virus auf eine sehr indirekte Weise wirken, da in den bisherigen Untersuchungen aus Zellkulturen von Lymphogranulomatosepatienten ein Hinweis auf das Epstein-Barr-Virus nicht gefunden werden konnte.

Umwelt-faktoren?

Immer wieder gibt es Berichte über das gehäufte örtliche Auftreten (Clusterbildung) des Morbus Hodgkin. In jüngster Zeit berichteten Abramson et al. [1] aus Israel, daß Patienten, die in den 50er und 60er Jahren in bestimmten Gegenden wohnten, im Vergleich mit dem Rest der Bevölkerung 2,4mal so häufig erkrankten. Die Autoren folgerten daraus, daß Umwelteinflüsse die Entstehung des Morbus Hodgkin in hohem Maße beeinflussen können. Demgegenüber wurden in Dänemark, wo im Rahmen der Lygra-Studie während der Jahre 1971 bis 1979 ein Großteil der Patienten mit Morbus Hodgkin zentral erfaßt wurde, keine Cluster-artigen Häufungen beobachtet [27].

Genetische Faktoren?

Widersprüchliche Befunde liegen auch zur genetischen Disposition bei Patienten mit Morbus Hodgkin vor. Harris et al. [18] haben 1978 die Literatur darüber zusammengefaßt. Sie kommen zu dem Ergebnis, daß von einer klaren Disposition des Morbus Hodgkin und bestimmten HLA-Konstellationen nicht gesprochen werden kann.

1980 legten Hors et al. [19] eine Studie über die HLA-Typisierung bei familiärem Hodgkin-Befall vor. Die Autoren fanden eine überzufällige Häufung von identischen HLA-Konstellationen bei den betroffenen Geschwistern. Wie bei anderen Erkrankungen, die mit einer Häufung bestimmter HLA-Konstellationen einhergehen, wird auch beim Morbus Hodgkin an eine mögliche Koppelung von Genen gedacht, welche das HLA-System und andere hypothetische Gene, die eine gesteigerte Empfänglichkeit für den Morbus Hodgkin mit sich bringen, kontrollieren. Für eine genetische Disposition des Morbus Hodgkin sprechen auch die Untersuchungen von Marshall et al [25]. Sie untersuchten in einer abgelegenen Gegend von Neufundland eine Sippe mit jetzt noch 1200 Mitgliedern, in der gehäufte Formen der Immundefizienz, Morbus Hodgkin und andere maligne Erkrankungen beobachtet wurden. In einer mathematischen Analyse haben Salmon et al. [31] nachweisen können, daß die Angehörigen dieser Sippe häufiger an malignen Erkrankungen (z.B. Morbus Hodgkin) erkranken, als dies im Vergleich zur übrigen Population zu erwarten wäre.

Die Gesamtheit der Untersuchungen läßt erkennen, daß Umweltfaktoren wie auch genetische Faktoren zum Auftreten eines Morbus Hodgkin beitragen können.

Zellabstammung

Der zelluläre Ursprung der Hodgkin-Zellen konnte bisher nicht eindeutig geklärt werden. Kaplan [22, 23] neigt der Auffassung zu, daß eine enge ***Beziehung zum Makrophagensystem*** besteht. In jüngster Zeit ist es Diehl et al. [7] gelungen, Hodgkin-Zellen in Zellkulturen zu halten und zu untersuchen. Dabei konnte ein Epstein-Barr-Virus-Genom oder ein Epstein-Barr-Virus-assoziiertes Antigen in den Zellen nicht nachgewiesen werden. Weiterhin wurden keine der zellulären Marker gefunden, die B- und T-Lymphozyten, Makrophagen, Monozyten oder myeloische Zellen charakterisieren. Die Zellen waren jedoch positiv in der sauren Phosphatase- und sauren Esterasereaktion. Allerdings wurden auch in 2 von 4 Zellinien Rezeptoren für menschliche T-Zellen gefunden. Ein konventionelles Antiserum vom Kaninchen gegen diese Zellinien zeigte nach ausführlicher Absorption mit menschlichem Gewebe ein Antigen, das neben einer Spezifität für die ursprüngliche Zellinie bei 12 Patienten mit einer Lymphogranulomatose verschiedener histologischer Ausprägung die Hodgkin-Zellen und Reed-Sternberg-Zellen im biologischen Biopsiematerial anfärbte.

3.2 Klinisches Bild

Ann Arbor-Klassifikation

Die ***Hals- und Supraklavikularregionen*** sind die häufigsten primären Befallsgebiete. Gut die Hälfte der Patienten weist auch eine ***Mediastinalbeteiligung*** auf. Ein isolierter Mediastinalbefall ist jedoch selten. Andere Regionen sind meist erst in einem mehr fortgeschrittenen Krankheitsstadium betroffen. Die Ausbreitung erfolgt bevorzugt in die abdominellen Lymphknotenregionen und die Milz. Der Grad der Ausbreitung wird nach der Klassifikation von Ann Arbor durch Stadien gekennzeichnet (s. Anhang 1). Eine B-Symptomatik (Fieber, Nachtschweiß, Gewichtsverlust) ist bei Kindern in den niedrigen Stadien sehr selten. Fieber im Sinne des typischen Pel-Epstein-Fiebers ist im Kindesalter jedoch die Ausnahme [22].

Biopsie

Die Diagnose muß durch eine ***Lymphknotenbiopsie*** gesichert sein. Die ***histologische Einteilung*** erfolgt ***nach der Rye-Klassifikation,*** die folgende Typen unterscheidet:

Typenverteilung

1. lymphozytenreich, 2. nodulär-sklerosierend, 3. Mischtyp, 4. lymphozytenarm. Poppema et al. [28] berichteten 1980 über 278 Kinder im Alter unter 15 Jahren, deren Lymphknotenmaterial zwischen 1963 und 1978 im Lymphknotenregister Kiel untersucht worden war. ***23%*** der Lymphknotenbiopsien zeigten einen ***lymphozytenreichen Typ, 38,8%*** eine ***noduläre Sklerose, 33,5%*** einen ***Mischtyp*** und ***4,7%*** einen ***lymphozytenarmen Typ.*** Das männliche Geschlecht überwog vor allem beim lymphozytenreichen und beim Mischtyp, weniger deutlich beim nodulär-sklerosierenden und lymphozytenarmen Typ. Insgesamt zeigte die Verteilung der Subtypen keinen wesentlichen Unterschied zu den bekannten Verteilungsmustern im Erwachsenenalter. Eine Ausnahme machte jedoch die geringe Häufigkeit des lymphozytenarmen Types bei Kindern.

3.3 Therapie

In den letzten 10–20 Jahren sind eindrucksvolle Therapieerfolge sowohl bei Erwachsenen als auch bei Kindern erzielt worden. Der Morbus Hodgkin ist neben dem Wilmstumor und der akuten lymphatischen Leukämie im Kindesalter zu der am ***besten behandelbaren malignen Erkrankung*** geworden.

Sehr gute Prognose

Die ***Fünfjahresüberlebensrate*** beträgt bei Kindern nahezu ***90%*** unter Einschluß aller Stadien, während die ***Zehnjahresüberlebensrate*** etwa bei ***80%*** liegt. Hier liegen allerdings weniger Daten vor (Überblick: Jenkin et al. 20).

Die Verfeinerung der diagnostischen und therapeutischen Verfahren hat diese Erfolge ermöglicht. Für alle Altersstufen, besonders jedoch innerhalb der Pädiatrie, entstehen in Anbetracht der guten Therapieerfolge neue Konzepte, die das Ausmaß der Nebenwirkungen, die besonders für das Kindesalter von Bedeutung sind, verringern sollen.

Therapieschema bei Erwachsenen

Für die Therapie des Morbus Hodgkin im Erwachsenenalter gilt folgender Trend: Die Stadien I–III A (s. Anhang 1) sind nach wie vor eine Domäne der Strahlentherapie, wobei je nach Ausbreitungsgrad und A- und B-Symptomatik eine auf das betroffene Feld beschränkte, eine STNI- oder TNI-Technik (s. Anhang 2) angewandt wird. Für das Stadium III B, besonders III_SB, wird die Kombination einer Strahlen- mit einer Chemotherapie häufig bevorzugt. Für das Stadium IV gilt als Methode der Wahl bevorzugt die Chemotherapie, ergänzt durch eine Strahlentherapie mit reduzierter Dosis auf die betroffenen Felder [12, 22, 30].

Die Bedeutung einer Kombination von Strahlentherapie und Chemotherapie ist jedoch strittig. Nach den Untersuchungen der Stanford-Gruppe [22] hat eine Kombinationstherapie, in der 6 Zyklen Chemotherapie zu einer vollen Bestrahlung hinzugefügt werden, bei den niedrigen Stadien langfristig keine Therapievorteile. Die dänische Lygra-Studie hat die Stadien I und II in randomisierter Weise behandelt. Patienten mit supradiaphragmalem Befall erhielten entweder eine Total-nodale Bestrahlung oder eine Mantelfeldbestrahlung mit 6 MOPP-Zyklen (s. Anhang 2). Nur vorübergehend schnitt die Gruppe mit der Kombinationstherapie besser ab. Nach 7 Jahren bestand in Hinblick auf die Überlebensrate kein Unterschied mehr [26, 27].

Aus pädiatrischer Sicht ist die Studie von Farber et al. [11] von besonderem Interesse, weil in dieser Studie bei Patienten mit fortgeschrittenen Stadien (III B, IV und bei Patienten mit Rezidiven) mit einer Kombinationstherapie, in der einer initialen sehr intensiven Chemotherapie (MVVPP; siehe Anhang 2) eine reduzierte Strahlentherapie folgt (1500–2500 rad nur auf betroffene Felder), ungewöhnlich gute Resultate erzielt wurden. Die Rate an rezidivfreiem Überleben betrug nach 5 Jahren 74%.

Die Therapie des Morbus Hodgkin im Kindesalter hat sich zunächst im wesentlichen an den Therapiekonzepten der Erwachsenen orientiert.

Therapie bei Kindern

Botnick et al. [2] berichteten 1977 über 52 Kinder mit Morbus Hodgkin im klinischen Stadium I–III, die in den Jahren 1969–1975 behandelt worden waren. ***Bei allen Kindern*** wurde eine Laparotomie und ***Splenektomie*** durchgeführt. 31 Patienten gehörten den pathologischen Stadien I A–II an, 15 Patienten den Stadien II B und III B. 2 Patienten mit Stadium IV wurden von der Auswertung ausgenommen. ***Alle Patienten wurden*** mit 3600–4000 rad entsprechend dem Ausbreitungsstadium ***bestrahlt.*** Patienten ***im Stadium II B und III B*** erhielten ***zusätzlich 6 Zyklen MOPP.*** Unter dieser Therapie erreichten 90% der Patienten eine komplette Remission. Unter Berücksichtigung einer erfolgreichen Rezidivtherapie blieben insgesamt 98% langfristig ohne Krankheitszeichen.

Smith et al. [34] konnten in ihrer Untersuchungsgruppe nicht ganz so gute Ergebnisse mit der Bestrahlungstherapie erreichen. 24 Kinder in den Stadien I–III A (klinische Stadien), die mit einer extended field-Technik bestrahlt worden waren, erreichten eine Remissionsrate von 72% nach 3 Jahren.

Nebenwirkungen

Mit den Therapieerfolgen wurde man sich jedoch der Nebenwirkungen diagnostischer und therapeutischer Art mehr bewußt. Besondere Bedeutung für die Pädiatrie haben: erhöhte ***Sepsisgefahr nach Splenektomie, Hypothyreose*** als Folge der Lymphangiographie und der Bestrahlung, ***Wachstumsstörungen*** durch die Bestrahlung, ***Sterilität*** als Folge der Chemotherapie und Strahlentherapie und das Auftreten von ***Zweitmalignomen*** [3, 14, 29, 33, 35]. Bei dem Bemühen, die Gefahr der Nebenwirkungen zu vermindern, wurde von verschiedenen Autoren der Chemotherapie ein höheres Gewicht eingeräumt und dabei im Rahmen kombinierter Behandlungsmodalitäten versucht, die Strahlendosis zu vermindern, das Bestrahlungsfeld kleiner zu halten und ohne Laparotomie und Splenektomie auszukommen [6, 20, 21, 24].

Reduzierte Strahlendosis

Kaplan [22] entwickelte aus der Erfahrung, die er an zwei sehr jungen Kindern von 21 und 50 Monaten mit Morbus Hodgkin gemacht hatte, ein Konzept, das bei allen Stadien eine deutlich reduzierte Strahlendosis unter ergänzender Chemotherapie vorsieht. Donaldson und Kaplan [8, 9, 24] haben darüber mehrfach berichtet. Bei Kindern unter 6 Jahren 1500 rad, bei 6–9 Jahren 2000 rad und bei 10–14 Jahren 2500 rad. Wenn notwendig, wird im Bereich mit einem massiven Befall auf 3000 rad aufgesättigt (z. B. bei einem massiven Mediastinalbefall). Bei allen Stadien werden nach der Bestrahlung 6 Zyklen MOPP verabreicht, die in der Regel gut vertragen werden. Im Stadium IV wird eine alternierende MOPP und Radiotherapie durchgeführt. Alle Patienten erhalten eine diagnostische Laparotomie und Splenektomie. 96% der 46 Patienten überlebten und 93% blieben ohne Rückfall bei einer maximalen Beobachtungszeit von 10 Jahren und einer mittleren Beobachtungsdauer von 3½ Jahren. Die Wachstumskurven der Patienten bewegen sich für Größe und Gewicht innerhalb einer Standardabweichung der Norm. Die Autoren kommen daher zu der Auffassung, daß die Kombination von einer ***reduzierten Strahlendosis mit 6 MOPP-Zyklen*** bei Kindern eine ***sehr gute Heilungsrate*** ergibt, ohne daß Wachstumsschäden in Kauf genommen werden müssen. Bisher sind in dieser Gruppe noch keine Zweitmalignome beobachtet worden.

Jenkin et al. [20, 21] berichteten 1980 und 1981 über 41 Kinder, die in den Jahren 1973 bis 1977 mit einer zunehmend ***reduzierten Strahlendosis*** behandelt wurden. Patienten mit günstigem Befall (Stadium I mit hochsitzendem Befall am Hals) wurden alleine mit einer involved field-Radiotherapie behandelt (N = 8). Alle anderen Patienten erhielten ***3 Zyklen MOPP,*** gefolgt von einer extended field-Radiotherapie (2000–2500 rad) und abschließend ***noch einmal 3 Zyklen MOPP. Auf*** eine Laparotomie mit ***Splenektomie wurde hierbei verzichtet.*** Nur 1 Patient von 32 Patienten mit klinischem Stadium II–IVA erlitt einen Rückfall, jedoch 4 von 9 Patienten im Stadium IVB. 2 Patienten verstarben an einer viralen Infektion in anhaltender kompletter Remission. Die Fünfjahresrate für rezidivfreies Überleben betrug 85%, die Überlebensrate 89%.

Über ein anderes Vorgehen, das vorwiegend eine verbesserte Verträglichkeit der Chemotherapie bei Kindern anstrebt und ebenfalls auf eine diagnostische Laparotomie verzichtet, wird von McElwain et al. [6, 34] berichtet. In der Chemotherapie wurden Vincristin und Mustargen durch Vinblastin und Chlorambuzil ersetzt (ChlVPP). Die Erfahrungen sprechen für eine gute Verträglichkeit bei gleicher

Wirksamkeit wie MOPP. Patienten aller Stadien erhielten eine Chemotherapie von 6–10 Zyklen, die bei den Patienten der Stadien I–II von einer involved field-Radiotherapie ergänzt wurde. Patienten mit massiver Mediastinalbeteiligung wurden jedoch zuerst lokal bestrahlt. 91% aller Patienten konnten nach diesem therapeutischen Vorgehen in den letzten 5 Jahren am Leben erhalten werden.

Die westdeutsche HD 78-Studie zur Behandlung des Morbus Hodgkin im Kindesalter hat die Reduktion der Strahlendosis im extended field in einer randomisierten Studie untersucht [32]. Patienten aller Stadien erhielten als Eingangstherapie 2 Zyklen OPPA (Oncovin, Procarbacin, Prednison, Adriamycin). Die betroffenen Felder wurden mit 3600–4000 rad bestrahlt. Für die benachbarten Felder wurde randomisiert: volle Bestrahlungsdosis gegen halbe Bestrahlungsdosis (1800–2000 rad). Die Stadien II B–IV erhielten zusätzlich 4 Zyklen COPP (Cyclophosphamid, Oncovin, Procarbacin, Prednison). In den ersten 41 Monaten wurden 163 Patienten in die Studie aufgenommen. Nach einer life table-Analyse betrug der Anteil der Patienten aller Stadien mit rückfallfreiem Überleben nach 41 Monaten 90%. Ein statistisch signifikanter Unterschied zwischen den beiden randomisierten Therapiegruppen bestand nicht. In beiden Therapiearmen wurde damit eine hohe Überlebensrate erzielt, weitgehend ohne Rückfälle bei nur wenigen Therapieversagern.

Die Reduktion der Bestrahlung in den benachbarten Feldern ist gerechtfertigt, ohne den Therapieerfolg auf hohem Niveau zu schmälern.

Die verschiedenen referierten Untersuchungen machen deutlich, daß insbesondere bei den Stadien I–III im Kindesalter mit Hilfe einer Kombination von Radio- und Chemotherapie sehr gute Ergebnisse erzielt werden konnten. Die Rückfallquote beträgt weniger als 10%. Patienten mit Stadium IV können ebenfalls mit guten Heilungschancen rechnen. Die Untersuchungen lassen auch erkennen, daß durch eine zusätzliche Chemotherapie in den frühen Stadien das Ausmaß der Strahlentherapie in Bezug auf Dosis und Feldgröße zurückgedrängt werden kann. Die Studie von Jenkin und Berry sowie von McElwain zeigen darüberhinaus, daß bei einer ausgedehnten Chemotherapie auch auf eine Laparotomie mit Splenektomie verzichtet werden kann.

Kritik trifft dieses Vorgehen, weil die Spätfolgen einer solchen Therapie, insbesondere im Hinblick auf Zweitmalignome zum jetzigen Zeitpunkt noch nicht überblickt werden können. Die Therapieprotokolle, die auf die Splenektomie verzichten, sind auch bei den niedrigen Stadien auf die Gabe von mindestens 6 Zyklen Chemotherapie angewiesen. Möglicherweise erfahren die niedrigen Stadien dadurch eine Übertherapie, die nur deshalb notwendig wird, damit eventuelle Befallsgebiete außerhalb des Bestrahlungsfeldes bei einem Teil der Kinder ausreichend behandelt werden. Eine Laparotomie mit Splenektomie deckt bei etwa 30–35% der Kinder einen zusätzlichen Befall im abdominalen Bereich auf [9, 10, 21].

Eine ***Splenektomie*** nimmt dafür ein ***höheres Infektionsrisiko*** in Kauf. Die Children's Cancer's Study group berichtete über eine 10prozentige Häufigkeit von Sepsis- und Meningitiserkrankungen bei 200 splenektomierten Kindern mit Morbus Hodgkin. In knapp der Hälfte der Fälle nahm dies einen tödlichen Verlauf [5].

Als Erreger konnten in 50% der Fälle Pneumokokken isoliert werden und andere Penicillin-empfindliche Stämme: Streptokokken und vereinzelt Hämophilus. Antibiotikagaben sind daher übliche supportive Maßnahmen geworden während und nach der Therapie. Die Empfehlungen für die Penicillinprophylaxe schwanken jedoch erheblich. Meist werden 2–5 Jahre nach Therapieende noch Penicillingaben empfohlen.

Die Impfung mit Pneumokokkenimpfstoff vor der Therapie wird empfohlen. Es ist wahrscheinlich, daß damit die gefürchteten Pneumokokkeninfektionen weitgehend verhindert werden können [10, 33].

Ziel zukünftiger Untersuchungen muß es sein, die Nebenwirkungen zu verringern, die gerade für die große Lebenserwartung unserer Patienten von besonderer Bedeutung ist, ohne die günstigen Heilungschancen bisheriger Therpiekonzepte zu mindern.

Anhang

1 Stadieneinteilung nach der Ann Arbor-Klassifikation 1971 [4]

I Befall einer einzelnen Lymphknotenregion (I) oder eines einzelnen extralymphatischen Organs oder Gebietes (I_E).

II Befall von 2 oder mehr Lymphknotenregionen auf der gleichen Seite des Zwerchfells (II) oder lokalisierter Befall extralymphatischer Organe oder Gebiete und einer oder mehrerer Lymphknotengruppen auf der gleichen Seite des Zwerchfells (II_E).

III Befall von Lymphknotenregionen auf beiden Seiten des Zwerchfells (III), welcher begleitet werden kann von lokalisierten extralymphatischem Organ- oder Gewebebefall (III_E) oder Milzbefall (III_S) oder beiden (III_{ES}).

IV Diffuser oder disseminierter Befall von einem oder mehreren extralymphatischen Organen oder Gebieten mit oder ohne Befall von Lymphknoten.

Jedes Stadium wird in A- und B-Kategorien unterteilt:

A bei Fehlen definierter Allgemeinsymptome

B bei folgenden definierten Allgemeinsymptomen:
- a) unerklärter Gewichtsverlust von mehr als 10% in den letzten 6 Monaten
- b) unerklärtes Fieber mit Temperaturen über 38°
- c) Nachtschweißen

„Klinisches Stadium“	Zuordnung vor der diagnostischen Laparotomie und Splenektomie
„Pathologisches Stadium“	Zuordnung unter Berücksichtigung der diagnostischen Laparotomie und Splenektomie sowie sonstiger Biopsien

Für die Kennzeichnung des „Pathologischen Stadiums“ aufgrund von Biopsien und Splenektomie werden folgende Suffixe verwendet:

N + oder N –	Weitere Lymphknoten pos. oder neg.
H + oder H –	Leber pos. oder neg.
S + oder S –	Milz pos. oder neg.

L+ oder L−	Lunge pos. oder neg.
M+ oder M−	Knochenmark pos. oder neg. (Material muß aus klinisch oder röntgenologisch nicht befallenem Knochenteil entnommen sein)
P+ oder P−	Pleurabefall pos. oder neg.
O+ oder O−	Knochenbefall pos. oder neg.
D+ oder D−	Hautbefall pos. oder neg.

2 *Abkürzungen*

MOPP
M : Mustargen (HN_2)
O : Oncovin (Vincristin)
P : Procarbazin
P : Prednison

MVVPP
M : Mustargen
V : Vinblastin
V : Vincristin
P : Procarbazin
P : Prednisolon

ChlVPP
Chl : Chlorambucil
V : Vinblastin
P : Prednisolon
P : Procarbazin

OPPA
O : Oncovin (Vincristin)
P : Procarbazin
P : Prednison
A : Adriamycin

TNI : Total Nodal Irradiation
STNI : Subtotal Nodal Irradiation

Involved Field : Befallene Region
Extended Field : Benachbarte Region

Literatur

1. Abramson JH, Goldblum N, Avitzur M, Pridan H, Sacks MI, Peritz E (1980) Clustering of Hodgkin's Disease in Israel: A Case-control Study. Int J Epidemiol 9: 137
2. Botnick LE, Goodman R, Jaffee N, Filler R, Cassady JR (1977) Stages I–III Hodgkin's Disease in Children: Results of Staging and Treatment. Cancer 39: 599
3. Brody RS, Schottenfeld D (1980) Multiple Primary Cancers in Hodgkin's Disease. Semin Oncol 7: 187
4. Carbone PP, Kaplan HS, Musshoff K, Smithers DW, Tubiana M (1971) Report of the Committee on Hodgkin's Disease Staging Classification. Cancer Res 31: 1860

5. Chilcote RR, Baehner RL, Hammond DG (1976) Septicaemia and meningitis in children splenectomized for Hodgkin's disease. N Engl J Med 295: 798–800
6. Costa RN, McElwain TJ, Barrett A (1981) Conservative Management of Childhood Hodgkin's Disease – Chemotherapy of low Toxicity, limited Radiotherapy and no Laparotomy. International Conference of Malignant Lymphoma, 2–5 Sept 81, Lugano
7. Diehl V, Kirchner HH, Schaadt M, Stein H, Fonatsch Chr (1981) Characteristics of Hodgkin-Derived Cell-Lines. International Conference of Malignant Lymphoma, 2–5 Sept 1981, Lugano
8. Donaldson SS, Glatstein E, Rosenberg SA, Kaplan HS (1976) Pediatric Hodgkin's Disease II, Results of Therapy. Cancer 37: 2436–2447
9. Donaldson SS (1981) Pediatric Hodgkin's Disease: Focus on the Future. In: Eys Jv, Sullivan MP (eds) Status of the Curability of Childhood Cancer. Raven Press, New York
10. Editorial (1978) Staging Laparotomy for Hodgkin's Disease-Reassessment. Lancet II: 875
11. Farber LR, Prosnitz LR, Cadman EC, Luies R, Rentino JR, Fischer DB (1980) Curative Potential of Combined Modolity therapy for Advanced Hodgkin's Disease. Cancer 46: 1509–1517
12. Gallmeier WM, Bruntsch U (1981) Die Chemotherapie des Morbus Hodgkin. Internist 22: 289
13. Gallo RC, Gelman EP (1981) In Search of a Hodgkin's Disease Virus. N Engl J Med 304: 169
14. Gams RA (1980) Complications of Chemotherapy in the Treatment of Hodgkin's Disease. Semin Oncol 7: 184
15. Green DM, Stutzman L, Blumenson LE, Brecker ML, Thomas PKM, Allan JE, Jewett ThC, Freemann AI (1979) The incidence of Post-Splenectomy Sepsis and Herpes Zoster in Children and Adolescents with Hodgkin's Disease. Med Pediat oncol 7: 285
16. Gutensohn N, Cole Ph (1980) Epidemiology of Hodgkin's Disease. Semin Oncol 2: 92
17. Gutensohn N, Cole Ph (1981) Childhood Social Enviroment and Hodgkin's Disease. N Engl J Med 304: 135
18. Harris R, Lawler SD, Oliver RTD (1978) The HLA System in Acute Leukemia and Hodgkin's Disease. Brit Med Bull 34: 301
19. Hors J, Steinberg G, Andrieu JM, Jacquillat C, Minev M, Messerschmidt J, Malinvaud G, Fumeron F, Dausset J, Bernard J (1980) HLA GENO Types in Familial Hodgkin's Disease. Excess of HLA Identical Affected Sibs. Europ J Cancer 16: 809
20. Jenkin RDT, Berry MP (1980) Hodgkin's Disease in children. Seminars in oncology 7: 202
21. Jenkin D, Chan H, Freedmann M, Greenberg M, McClure P, Saunders F, Sonley M (1981) Hodgkin's disease in children. Results in clinically staged children treated with MOPP and moderate doese extended field radiation (EF, RT). International Conference of Malignant Lymphoma. 2–5 Sept 1981 Lugano
22. Kaplan HS (1980) Hodgkin's Disease. 2nd Edition Harvard University Press, Cambridge
23. Kaplan HS (1980) Hodgkin's Disease: Unfolding Concepts Concerning its Nature, Management and Prognosis. Cancer 45: 2439
24. Kaplan HS, Donaldson SS (1981) Low Dose Radiation and MOPP

Chemotherapie for PEDIATRIC Hodgkin's Disease. International Conference of Malignant Lymphoma 2–5 Sept 1981 Lugano
25. Marshall WH, Buehler SK, Crumley J, Salmon D, Landre M-F, Fraser GR (1980) Familial Aggregate of common variable Immunodeficiency, Hodgkin's Disease and other Malignancies in Neufoundland – I. Clinical Features. Clin Invest Med 2: 153
26. Nissen NI, Nordentoft AM, Brincker H, Andersen E, Jensen MK, Nielsen JB, Pedersen-Bjergaard J, Jensen TS, Jensen KB, Videbaek A, Pedersen M, Walbom-Jørgensen S (1980) Radiotherapy versus Radiotherapy plus Chemotherapy in Stages I and II Hodgkin's Disease. A Prospective, Randomized Study by the Danish National Hodgkin Study Group, LYGRA. Scand J Haematol 25: 35
27. Nordentoft AM, Nissen NI, Brincker H, Andersen E, Jensen MK, Nielsen JB, Pedersen-Bjergaard J, Jensen TS, Jensen KB, Videbaek A, Pedersen M, Walbom-Jørgensen S (1980) Hodgkin's Disease in Denmark. Scand J Haematol 24: 321
28. Poppema S, Lennert K (1980) Hodgkin's Disease in Childhood: Histopathologic Classification in Relation to Age and Sex. Cancer 45: 1443
29. Reboul F, Donaldson SS, Kaplan HS (1978) Herpes zoster and varicella infections in children with Hodgkin's disease. An analysis of contributing factors. Cancer 41: 95
30. Sack H (1981) Die Strahlenbehandlung der Lymphogranulomatose. Internist 22: 284
31. Salmon D, Landre MF, Fraser GR, Buehler SK, Crumley J, Marshall WH (1980) A Familial Aggregate of common variable Immunodeficiency, Hodgkin's Disease and other Malignancies in Neufoundland – II. Genealogical Analysis and Conclusions Regarding Hereditary Determinants. Clin Invest Med 2: 175
32. Schellong G, Breu H, Ritter J, Wannenmacher M, Schwarze EW (1981) Bericht über die Studie HD 78. 33. Tagung der Deutschen Arbeitsgemeinschaft für Leukämieforschung in Frankfurt, 5 Dez 1981
33. Smith TE, McElwain TJ (1977) Management of Hodgkin's Disease in Childhood. Arch Dis Child 52: 725
34. Smith TE, Peckham MJ, McElwain TJ, Gazet JC, Anstin DE (1977) Hodgkin's Disease in Children. Brit J Cancer 36: 120–129
35. Wilimas J, Thomsen E, Smith KL (1980) Long-Term Results of Treatment of Children and Adolescents with Hodgkin's Disease. Cancer 46: 2123

4 Wilmstumoren

P. Gutjahr und J. Kutzner

4.1 Einleitung

Sammeltopf embryonaler Mischgeschwülste der Niere

Wilmstumoren gehören zu den häufigeren soliden Malignomen in der Pädiatrie. Es handelt sich bei diesen embryonalen Mischgeschwülsten *nicht* um eine therapeutisch-prognostische Einheit, sondern um Tumoren, die vermutlich ätiologisch, sicherlich aber auch hinsichtlich des Ansprechens auf eine Therapie und damit hinsichtlich der Prognose unterschiedlich zu beurteilen sind. Somit ergibt sich heute die Notwendigkeit einer weitgehend individualisierten Therapie: Sie muß stadienbezogen sein, den histologischen Typ und das Alter des betroffenen Kindes berücksichtigen. Tumoren, die man als Wilmstumor-„Verwandte" bezeichnen kann und die früher vermutlich überwiegend in den Sammeltopf der Wilmstumoren (Nephroblastome) eingingen, sind heute überwiegend klar gegen die klassischen Nephroblastome abzugrenzen. Die Therapie dieser verwandten Tumoren ist oftmals eine andere als die der typischen Wilmstumoren.

4.2 Ätiologie

Auf ***pränatale Einflüsse in*** der Entstehung der Wilmstumoren weist u.a. die überzufällig häufige Assoziation mit verschiedenen Fehlbildungen wie Aniridie, Hemihypertrophie und anderen, z.B. urogenitalen Anomalien hin [28, 31].

Kinder mit bilateralen Wilmstumoren sind zum Zeitpunkt der Tumormanifestation im Durchschnitt jünger als Kinder mit unilateralem Wilmstumor [36].

Chromosomale Auffälligkeiten (interstitielle Deletion am kurzen Arm des Chromosoms 11) wurden von Riccardi et al. [33] beschrieben.

Das Hemihypertrophie-Wilmstumor-Syndrom und das Wiedemann-Beckwith-Syndrom gelten in ihrer Beziehung zum Wilmstumor derzeit als noch weitgehend unklare Symptomkomplexe.

Meadows et al. [27] beobachteten Wilmstumoren bei drei Kindern einer Mutter mit Hemihypertrophie; Wilmstumoren bei Mutter und Kind sahen Tebbi et al. [37].

Auch auf Wilmstumoren scheint das Knudson'sche ***Modell einer zweifachen Mutation*** in der Pathogenese der Tumoren anwendbar, nachdem es sich für Retinoblastome als anwendbar erwiesen hat [21].

4.3 Diagnostik

Röntgen Das ***i. v. Urogramm ist oftmals typisch*** für Wilmstumoren zu bezeichnen, pathognomonisch ist es nie. Dies haben umfangreiche Untersuchungen am Krankengut der Nationalen Wilmstumor-Studie der USA (NWTS) und der Internationalen Gesellschaft für Pädiatrische Onkologie (SIOP) bewiesen: Mit ***5–10% Fehlbeurteilungen*** ist zu rechnen [6, 23]. Bei den Fehlbeurteilungen handelt es sich je zur Hälfte um maligne und benigne Prozesse.

Röntgenologische ***„stumme" Nieren*** kommen auch bei Wilmstumoren vor, Verkalkungen in der Abdomenübersichtsaufnahme ebenfalls. Die letzteren werden häufiger bei Neuroblastomen angetroffen, sind für diese aber keinesfalls beweisend.

Sonographie CT ***Hydronephrosen*** lassen sich oft durch i. v. Urogramm und selbst eine Angiographie nicht beweisend abgrenzen. Sonographie und Computertomographie haben hier diagnostisch und differentialdiagnostisch wesentlich weitergeholfen.

Die „Verwandten" der Wilmstumoren, wie zystisches, partiell differenziertes ***Nephroblastom,*** wie kongenitales mesoblastisches Nephrom [4] oder fetales rhabdomyomatöses Nephroblastom [40] und auch die bilaterale diffuse Nephroblastomatose lassen sich mit den heute verfügbaren diagnostischen Maßnahmen praktisch nie absolut sicher gegen die Wilmstumoren abgrenzen. Dieser Tatsache ist bei primär sehr großen und inoperabel erscheinenden Tumoren vor allem in der Altersgruppe der unter Zweijährigen Rechnung zu tragen.

Laboruntersuchungen wenig hilfreich

Besondere laborchemische Untersuchungen haben bei Wilmstumoren keinesfalls *die* große Bedeutung wie etwa die Katecholaminbestimmung bei Neuroblastomen. Erhöhtes Erythropetin, Muzine und Renin wurden gefunden, jedoch nur vereinzelt.

Blutdruckerhöhungen werden bei Wilmstumoren ***in 10–50%*** angegeben; die Maßnahme gehört – zumal nach Uninephrektomie – zur Routinediagnostik, es kommt ihr aber keine diagnostische Beweiskraft zu.

Ebenfalls zur Routinediagnostik gehören ***Röntgenaufnahmen des Thorax;*** sie sind auch für die Verlaufskontrollen wichtig. Ein Abstand der Aufnahmen von sechs Wochen erscheint in den beiden ersten Jahren nach Diagnose sinnvoll. Für besondere Fragestellungen bietet sich die Thorax-Tomographie an, auch die Computertomographie der Lungen in der Metastasensuche bzw. zur Behandlungsplanung bei pulmonalen Metastasen.

Die Diagnostik im Abdomen stützt sich wesentlich auf die Sonographie; deren Aussage zur morphologischen Situation ist relativ sicher. Leberszintigramme sind dagegen als deutlich unterlegen in ihrer Aussage etwa betreffend Metastasen anzusehen. ***Skelettszintigramme*** sollten bei besonderen histologischen Formen, aber auch nur dann, routinemäßig und regelmäßig angefertigt werden.

Angiographische Untersuchungen [13] haben ***an Bedeutung verloren,*** seit die Ultraschalldiagnostik deutlich verbessert und die Computertomographie verfügbar wurde. In besonderen Situationen kann aber auch heute die Arteriographie noch unverzichtbar für den Operateur werden. Es darf dabei nicht vergessen werden, daß auch die Arteriographie falsch beurteilt werden kann und somit eine gewisse Unsicherheit der Aussage in sich birgt; ferner sind Spätkomplikationen nach Arteriographien möglich [39].

Inwieweit die Kavographie derzeit schon durch Ultraschall und Computertomographie ersetzbar ist (Frage nach Kompression oder Infiltration bzw. Thrombosierung der Vena cava inferior), hängt großenteils von den Gegebenheiten „vor Ort“ ab und kann noch nicht allgemeingültig beurteilt werden.

Sonographie

Die Sonographie hat inzwischen eine große Bedeutung in der Diagnostik der Wilmstumoren erlangt [1]. Es darf heute verlangt werden, daß eine sonographische Diagnostik bei Wilmstumor-Verdacht durchgeführt werden muß, ferner, daß ***engmaschige Verlaufskontrollen*** nach Erstbehandlung mittels Sonographie erfolgen. Die Verfügbarkeit einer Ultraschalldiagnostik ist insbesondere auch eine der Voraussetzungen für die eventuell indizierte präoperative Therapie und die Verlaufsbeurteilung vorbehandelter Wilmstumoren innerhalb kurzer zeitlicher Abstände.

Die Sonographie sagt etwas aus zur Topographie, zur Zusammensetzung der Tumoren aus zystischen und/oder soliden Anteilen, zur Vergrößerung regionaler Lymphknoten. Die Struktur der Nachbarorgane (Infiltration?) kann beurteilt, das Lumen der Vena cava gesucht werden.

CT

Die Computertomographie ist einer guten sonographischen Untersuchung nicht überlegen. Sinnvoll ist es sicher, initial beide Verfahren zur Diagnostik verfügbar zu haben. Ist nach oder unter einer begonnenen (Vor-)Behandlung die Zahl der Verlaufskontrollen groß, so bietet sich die Sonographie eher als die Computertomographie als Parameter der Kontrolle an.

Das ***i. v. Urogramm*** liefert eine ***Wahrscheinlichkeitsdiagnose.*** Sollen so eingreifende Maßnahmen wie eine radiotherapeutische und/oder zytostatische Vorbehandlung folgen, so ist die zusätzliche sonographische und computertomographische Diagnostik dringend erforderlich, in seltenen Zweifelsfällen auch die Arteriographie: Nur wenn alle Verfahren in ihrem Verdacht auf das Bestehen eines Wilmstumors übereinstimmen, darf eine Vorbehandlung bei nichtmetastatischem Wilmstumor erfolgen [16, 17].

4.4 Pathohistologie

Therapie nach Klassifizierung des Tumors

Es hat sich herausgestellt, daß eine Beziehung zwischen histologischem Subtyp und Prognose bei den Wilmstumoren besteht [2, 22]. Deshalb ist eine sorgfältige Klassifizierung der Wilmstumoren („grading") immer anzustreben: Die Therapie richtet sich auch nach dem morphologischen Erscheinungsbild.

Der anaplastisch – sarkomatöse Wilmstumor [2] hat eine schlechtere Prognose als der klassische triphasische Wilmstumor; Lawler et al. [22] unterscheiden vor allem im Hinblick auf den Tubulusgehalt.

4.5 Stadieneinteilung

Die Abhängigkeit des histologischen Erscheinungsbildes von der Therapie bzw. dessen Einfluß auf die Prognose wurde erst interessant, als einigermaßen vielversprechende Therapien verfügbar waren. Auch dann erst wurde größerer Wert gelegt auf die Stadieneinteilung der Wilmstumoren, welche sich inzwischen als der doch wichtigste prognostische Parameter herausgestellt hat. Die ***Einteilung*** (Grouping-System) ***nach der Nationalen Wilms-Tumor-Studie (NWTS)*** der USA [6] hat gegenwärtig in einer Modifikation die größte Bedeutung; eine TNM-Klassifikation der Wilmstumoren ist möglich. ***In der NWTS***-Einteilung werden ***fünf Stadien unterschieden;*** die Infiltration der Nierenkapsel spielt eine große Rolle, auch die Ausbreitung des Tumors im Abdomen (ohne Metastasen); der regionale Lymphknotenbefall ist ein prognostisch relevanter Faktor geworden. Die Tumorruptur ist unterschiedlich zu werten, je nachdem, wieviel Tumorzellen anläßlich der Ruptur ausgeschwemmt wurden. Fernmetastasen kennzeichnen das Stadium IV, bilaterale Tumoren (synchron oder metachron) das Stadium V, welches prognostisch aber eher wie Stadium III zu werten ist, jedenfalls nicht schlechter beurteilt werden muß als Stadium IV.
Mittels Sonographie und Computertomographie kann bereits präoperativ mit hoher Sicherheit das tatsächliche (intraoperative, chirurgische) Stadium festgestellt werden. Da dies möglich ist, erscheint in Fällen, in denen eine primäre Operation unmöglich ist, die Sicherheit durch die präoperative Diagnostik hinreichend, eine präoperative Behandlung zu rechtfertigen.

4.6 Therapie

Fallbezogene Therapie

Zur Behandlung sind Operation, Radiotherapie und Zytostatika verfügbar. Alle drei haben ihren eigenen großen Stellenwert. Welches der drei therapeutischen Verfahren in einem individuell gegebenen Fall Vorrang besitzt, kann a priori nicht fixiert werden: Die Zusammensetzung der optimalen Therapie im Einzelfall hat einen individualisierten Zuschnitt.

Heilungschance Es kann heute davon ausgegangen werden, daß ***durch Operation alleine*** etwa ***30–40% der Wilmstumoren heilbar*** wären. Es wäre jedoch falsch, angesichts dessen auf eine Radio- und/oder Chemotherapie zu verzichten. ***Bestrahlung und Zytostatika*** haben die ***Heilungsrate auf 75–80%*** gehoben [17], während vor 20–40 Jahren alle verfügbaren Maßnahmen zusammen nur in 11–32% der Fälle Heilungen erreichten [12, 18, 20].

4.6.1 Strahlentherapie

Die Strahlentherapie wird seit Ende der dreißiger Jahre bei der Wilmstumorbehandlung angewandt. Entsprechend den damaligen technischen Möglichkeiten kam die Röntgentiefentherapie zur Anwendung, die sich durch hohe Oberflächenbelastung und relativ geringe Tiefenreichweite auszeichnet. Es wurden daher überwiegend Mehrfeldertechniken, opponierende Felder und zusätzliches laterales Feld angewandt. Eine Tumortherapie erfolgt heute ausschließlich mit Kobalt-60-Geräten oder Beschleunigern unter Anwendung von Elektronen oder Photonen. Die Änderung der Strahlenqualität führt zu einer Verringerung der Neben- und Begleiterscheinungen, ist jedoch primär nicht für eine Besserung der Prognose verantwortlich. Die bei der Ganzkörpercomputertomographie erzeugten Querschnittsbilder der Tumorregion erlauben eine genaue Aussage über Tumorgröße, Infiltration in die Nachbarorgane und Überschreiten der Mittellinie, Lymphknotenmetastasierung sowie eine Zuordnung zur Wirbelsäule und kontralateralen Niere. Da in Richtung der Körperachse mehrere Aufnahmen durchgeführt werden, läßt sich durch Eingabe in einen Prozeßrechner eine dreidimensionale Bestrahlungsplanung durchführen.

Zur Überprüfung der rechnergestützten Bestrahlungsplanung erfolgt eine Simulatoreinstellung mit exakter Feldeinzeichnung und Dokumentation. Bei einer präoperativen Bestrahlung soll der gesamte Tumor im Bestrahlungsfeld eingeschlossen sein, ebenso wie die Paraaortalregion bei Lymphknotenbeteiligung.

Zur Vermeidung von strahlenbedingten Skoliosen sollte der gesamte Wirbelsäulenbereich in das Bestrahlungsfeld eingeschlossen werden. In Abhängigkeit von der Tumorrückbildung kann bei der präoperativen Bestrahlung eine Feldverkleinerung innerhalb von wenigen Tagen erfolgen. Es empfiehlt sich, die einfache und sichere Feldeinstellung der opponierenden Bestrahlungsfelder ggf. unter geringer lateraler Abwinklung von 5–10 Grad bei ventralem Feld durchzuführen, gegenüber einer komplizierten Bewegungsbestrahlung bei unruhigen Kindern. Die Einzeldosis sollte vom Alter und Tumorvolumen abhängig gemacht werden und täglich zwischen 0,5 und 1,5 Gy liegen.

Strahlentherapie

Die lange Zeit gültige Strahlendosis von 4000 R Herddosis (etwa 4000 rad) bzw. 40 Gy (Gray), appliziert in 4–5 Wochen, ist nach und nach reduziert worden. Zunächst galt sie noch für ältere Kinder; heute muß eine Dosis über 30 Gy (in 3–4 Wochen) als „overtreatment" bezeichnet werden.

Kinder ***unter zwei*** Jahren im Stadium I ***bedürfen keiner postoperativen Radiotherapie;*** dies ist eines der Ergebnisse der NWTS [6, 9].

Eine ***präoperative Bestrahlung wird kaum noch empfohlen*** [5, 9, 10, 11]. Da die Stadium-IV-Tumoren oftmals jedoch primär inoperabel sind und außerdem eine hohe präoperative Sicherheit der Diagnose heute erzielt werden kann, sollte unseres Erachtens [16, 17] die ***Vorbehandlung in besonderen Situationen*** wieder ernsthaft diskutiert werden. Es darf nicht außer acht bleiben, daß rund 5–25% aller Wilmstumoren primär nicht operiert werden können, und daß diese Tumoren in Studienberichten oftmals überhaupt nicht erscheinen bzw. nicht ausgewertet werden können bzw. eine sehr ungünstige Prognose haben, die es zu verbessern gilt, was angesichts der jetzt verfügbaren präoperativen Diagnostik durchaus realisierbar ist.

Eine präoperative Therapie der Wilmstumoren bietet mehrere Vorteile: Der eigentliche operative Eingriff am Tumor kann restriktiver gestaltet werden, nachdem sich der Tumor durch Vorbehandlung verkleinern ließ; ferner kann dann auch das postoperative Strahlenfeld (und damit die Spätfolgen) geringer werden, als dies nach primärer Operation und Bestrahlung über das ursprüngliche Tumorbett möglich ist. Demgegenüber steht lediglich die Unsicherheit durch das Fehlen der primären histologischen Diagnose, die aber minimal gehalten werden kann, wenn *alle* aussagekräftigen diagnostischen Verfahren in solchen Fällen zur Anwendung kommen.

4.6.2 Chemotherapie

Zur Chemotherapie stehen heute drei Mittel zur Verfügung: Actinomycin D, Vincristin und Adriamycin, für anaplastisch-sarkomatöse Wilmstumoren zusätzlich Cyclophosphamid.

Wolff et al. [41] wiesen nach, daß die Verabreichung von nur einem Actinomycin D-Zyklus multiplen „Kursen" unterlegen war; später [42] fand man, daß die Zahl der Dauerheilungen bei beiden Vorgehensweisen schließlich aber gleich groß wurde. Dies lag daran, daß die Rezidivbehandlung im ersteren Fall erfolgreicher war als nach der aggressiven Initialtherapie.

Heute ist die Chemotherapie der Wilmstumoren überwiegend eine kombinierte [9, 15]. Meist werden ***Actinomycin D und Vincristin kombiniert*** [6, 9], ***in den höheren Stadien*** (III und IV) sollte ***zusätzlich Adriamycin*** gegeben werden [9, 15, 16].

Tefft et al. [38] halten es für gerechtfertigt, bei Kindern mit Stadium-III-Tumor und z.B. intraoperativ erfolgter Tumorzell-Aussaat ins Abdomen dann auf eine Bestrahlung des gesamten Abdomens zu verzichten, wenn die Disseminierung nicht allzu massiv war („gross" bzw. „minimal spill"). Es muß dann aber auf jeden Fall eine Kombinationschemotherapie (z.B. mit Vincristin plus Actinomycin D oder Vincristin plus Actinomycin D plus Adriamycin) durchgeführt werden.

D'Angio et al. [6] haben in ihrer Übersicht über die Patienten der Nationalen Wilmstumor-Studie der USA den Nachweis erbracht, daß die kombinierte zytostatische Behandlung in den Stadien II und III der Monotherapie überlegen ist (Actinomycin D plus Vincristin versus Actinomycin D oder Vincristin).

Kinder ***unter 24 Monaten Lebensalter*** benötigen ***im Stadium I keine Radiotherapie.***

Eine Auswertung der Patienten mit disseminiertem Wilmstumor (Stadium IV) ist in der genannten Studie nicht möglich gewesen; zu heterogen waren die Vorstellungen von einer adäquaten Therapie in den verschiedenen teilnehmenden Zentren, zu oft wurde von den einzelnen Therapeuten eine präoperative oder sonstige vom Protokoll abweichende Behandlung vorgenommen.

Es erscheint aber besonders bemerkenswert, daß mit einer

präoperativen Vincristin-Therapie das Tumorgewicht um rund ⅓ des ursprünglichen Gewichtes reduziert werden konnte.
Das entspricht in etwa den Volumenmessungen, die unter einer Vorbehandlung sonographisch ermittelt wurden [1].
Lemerle et al. [23] berichten über die Studie der Internationalen Gesellschaft für Pädiatrische Onkologie (SIOP). Dabei wurde festgestellt, daß die Prognose nach einem gegenüber mehreren Zyklen Actinomycin D nicht verschlechtert war (vgl. dazu die Untersuchungen von Wolff et al., [41, 42]. Ferner wurde in der SIOP-Studie festgestellt, daß bei primärer Operation die intraoperative Rupturrate der Tumoren größer war als nach einer Vorbehandlung; die ***Rupturen*** wirkten sich im Gesamtkollektiv jedoch nicht entscheidend ***negativ auf die Prognose*** aus.
In der SIOP-Studie war der Anteil der präoperativen Fehldiagnosen 10%; dies wird besonders im Hinblick auf die Diskussion um die Vorbehandlung betont. Grundlage zur Beurteilung war meist jedoch das i. v. Urogramm, nicht die zusätzliche Sonographie und/oder Computertomographie.
Zum zeitlichen Ablauf der Therapie führt D'Angio [8] aus, daß die ***Bestrahlung nicht später als zehn Tage postoperativ*** beginnen sollte. Eine Verzögerung bekommt eine prognostische Bedeutung. Die Prognose hängt ferner vom histologischen Typ des Tumors ab [2], außerdem vom Stadium der Erkrankung. Eine Über- oder Unterschreitung der Richtdosen für die Radiotherapie wirkt sich in bestimmten Grenzen nicht nachteilig auf die Heilungschancen aus.

4.7 Prognose

Breslow et al. [5] treffen eine Abstufung in der Prognose der Wilmstumoren auf der Basis von 13 Variablen (Krankengut der NWTS). Danach liegt die individuelle ***Heilungschance eines Kindes zwischen null und 100%:*** z. B. ist die Heilungswahrscheinlichkeit für die Patienten mit sog. „ungünstiger" (sarkomatös-anaplastischer) Histologie bei histologisch negativen Lymphknoten 48%, die Rezidivwahrscheinlichkeit für die Gruppe mit „ungünstiger" Histologie und positiven Lymphknoten dagegen 100%, die Heilungschance entsprechend kaum gegeben. Die Heilungswahrscheinlichkeit für Wilmstumoren in der Gruppe mit „günstiger" Histologie und Erkrankungsalter unter einem Jahr beträgt 91%.

Über 20 Kinder mit Wilmstumoren, bei denen eine ***Nierentransplantation*** durchgeführt worden war, berichtet Penn [32]. Meist hatte es sich um bilaterale Nephroblastome gehandelt. Die Ergebnisse entsprachen letztlich denen nach einem konservativen Vorgehen, d.h. die Heilungschance der Kinder ist auch ohne den großen Aufwand der Transplantation und deren besondere Risiken recht gut. In Frage kommt die Nierentransplantation im Zusammenhang mit Wilmstumoren bei besonderen Situationen, etwa einer Strahlennephritis oder Niereninsuffizienz anderer Ursache in der verbliebenen Niere nach Tumor-Nephrektomie kontralateral.

Ehrlich et al. [10] halten ***das i. v. Urogramm bei Wilmstumorverdacht*** für ***nicht sicher*** genug ***in der Tumoraussage,*** als daß man darauf eine präoperative Radio- und/oder Chemotherapie gründen könnte. Sie fanden 30 präoperativ als Wilmstumoren fehlgedeutete Erkrankungen in der NWTS (entsprechend 5%), darunter Neuroblastome, polyzystische Nieren, benigne Teratome, kongenitale mesoblastische Nephrome und andere. Die Hälfte der Erkrankungen waren ebenfalls maligne Neoplasien.

Skelettmetastasen sind bei Wilmstumoren selten. Offenbar handelt es sich dabei dann meist um die klarzellige Variante des Malignoms [30].

Trotz Befalls regionaler (paraaortaler) Lymphknoten wurde in der ursprünglichen Stadieneinteilung ein Wilmstumor noch dem Stadium II zugeordnet. Es hat sich jedoch herausgestellt [19], daß der ***Lymphknotenbefall*** eine erhebliche prognostische Bedeutung besitzt. Ist ein solcher vorhanden, so sollte der Tumor mit einer aggressiveren Therapie, etwa entsprechend der für das Stadium III, angegangen werden. In vergleichbaren Stadien war nach vergleichbaren Beobachtungszeiträumen die Zahl der Überlebenden 70%, wenn die Lymphknoten regional negativ waren, und 22%, wenn sich die Knoten als positiv erwiesen.

D'Angio et al. [9] geben einen aktualisierten Bericht über den ***Stand der NWTS-Studie.***

Danach war für ***Kinder unter zwei Jahren*** die Rate der Heilungen gleich groß, ob eine Radiotherapie erfolgt war oder nicht. Alle Kinder waren primär operiert worden und hatten Actinomycin D erhalten. 89% bzw. 88% der Kinder waren rezidivfrei überlebend nach vier Jahren, insgesamt überlebten in Stadium I bei den unter 2jährigen 94 bzw. 90%.

Im Stadium I wurde bei über Zweijährigen operiert und zytostatisch mit Actinomycin D behandelt; je die Hälfte der Kinder wurde bestrahlt oder nicht. Rezidivfrei überlebend waren in der Gruppe ohne Radiotherapie 57% nach vier Jahren, in der Gruppe mit Radiotherapie 76%. Insgesamt überlebten nach vier Jahren (nicht nur rezidivfrei) 98% (Radiotherapie-Gruppe) bzw. 81%.

Die Stadien II und III waren in der NWTS zusammengefaßt worden. Nach Operation erfolgte bei allen Kindern die Bestrahlung; zytostatisch wurde entweder Actinomycin D *oder* Vincristin oder beides verabfolgt. Die Kombination der Zytostatika zeigte sich überlegen (79% gegenüber 56 bzw. 57% rezidivfrei Überlebende nach vier Jahren in den beiden Gruppen mit einer Monotherapie).

Die Notwendigkeit einer ***Drei-Mittel-Behandlung*** (neben den beiden bisher genannten noch Adriamycin) für die höheren Krankheitsstadien deuten D'Angio et al. in der gleichen Arbeit an.

Bereits seit mehreren Jahren wurde für Stadium-III- und -IV-Tumoren die Dreimittel-Kombination von Actinomycin D, Vincristin und Adriamycin innerhalb der Gesellschaft für Pädiatrische Onkologie e. V. empfohlen [15]. Die Ergebnisse an einem zunächst noch recht kleinen Kollektiv von 34 Kindern waren günstig. Die Toxizität konnte reduziert werden, nachdem man die Zytostatika-Dosen auf Kilogramm Körpergewicht und nicht mehr auf m^2 Oberfläche bezog. Einer noch unveröffentlichten Nachfrage unter den Therapeuten im Dezember 1980 zufolge überlebten von den 34 Kindern nach 2–4½ Jahren noch 29, zwei davon nach einmaligem pulmonalem Rezidiv der Erkrankung in Remission.

4.8 Bilaterale Tumoren

Auf die Nierentransplantation in diesem Zusammenhang wurde schon eingegangen (s. dazu [32]).

Die Tumoren können synchron auftreten, aber auch meta-

chron mit einem zeitlichen Abstand von mehreren Jahren zwischen den beiden Manifestationen.
Die Therapie ist bei metachron auftretendem Tumor ohne Zweifel problematischer, da die Behandlung kontralateral ja generell die Tumornephrektomie einschloß.
Nach Bishop et al. [3] überlebten nach zwei und mehr Jahren 26 von 30 Kindern mit bilateralem Nephroblastom. Das therapeutische Vorgehen war weitgehend individualisiert.
In Frage kommen: bilaterale Tumor-Enukleation, Nachbestrahlung, Chemotherapie; unilaterale Tumor-Nephrektomie, kontralaterale Enukleation, Radiotherapie, Chemotherapie; extrakorporale kryochirurgische Tumor-Exstirpation, ggf. anschließend Radiotherapie, Chemotherapie, sowie andere individualisierte Vorgehensweisen.

4.9 Pulmonale Metastasen

Mit pulmonalen Metastasen bereits zum Zeitpunkt der Diagnose ist ***in 20–25%*** der Fälle zu rechnen.
Die Behandlung richtet sich u. a. nach der Zahl der Metastasen, dem Zeitpunkt ihres Auftretens und der eventuell bereits erfolgten Vorbehandlung.
Einzelne Metastasen sollten chirurgisch angegangen werden, multiple wird man überwiegend radio- und chemotherapeutisch behandeln.
Die Prognose ist ausgesprochen ungünstig, wenn die Metastasen unter der laufenden Therapie auftreten.
Wird eine pulmonale Bestrahlung wegen Metastasen durchgeführt, so sollte sie immer bilateral erfolgen (12–15 Gy).
Bei multiplen Metastasen nach Beendigung der Langzeit-Chemotherapie ist eine Bestrahlung ins Auge zu fassen, die Chemotherapie sollte neu beginnen.

4.10 Spätfolgen

Zahlreiche verschiedene Spätfolgen sind nach einer Wilmstumorbehandlung möglich.
Besonders augenfällig sind ***Wachstumsstörungen*** am Skelett wie Thoraxdeformitäten, Beckenasymmetrien und Skolio-

sen der Wirbelsäule, ferner mehr oder weniger deutlich ausgeprägte Weichteilatrophien im Strahlenfeld. Diese Veränderungen betreffen vor allem die mit 4000 R (40 Gy) oder mehr bestrahlten Kinder und sind um so deutlicher, je jünger die Kinder bei Behandlung waren. Actinomycin D verstärkt auch diese Strahleneffekte.
Die maximale kumulative Dosis ist in der Adriamycin-Behandlung sorgfältig zu kalkulieren, zumal wenn gleichzeitig eine pulmonale bzw. mediastinale Bestrahlung erfolgt.
In der Regel ist nach Wilmstumor-Behandlung eine ***Verminderung der Nierenleistung*** festzustellen, wenn man die Normwerte der Kreatinin- oder der 51 Cr EDTA-Clearance für zwei gesunde Nieren zugrunde legt. Diese Verminderung bedeutet jedoch keine klinische Niereninsuffizienz, sondern lediglich eine Reduktion der Reservekapazität [14].
Weitere bedeutsame Spätfolgen können mit den Stichworten HB_s-Ag-Positivität, Ovarialinsuffizienz, Vincristin-Neuropathie charakterisiert werden.
Eine Reduktion der pulmonalen Funktionen tritt im allgemeinen nicht auf, wenn die Richtdosen für die Lungenbestrahlung (12–15 Gy in 2–3 Wochen) streng eingehalten werden [26].
Zweittumoren sind nach einer Tumorbehandlung zu bedenken; ob ihre Inzidenz nach Wilmstumoren, Radiotherapie und Actinomycin D tatsächlich geringer ist [7] als die sonstige Erwartungsrate von 12 ± 4% nach 10–20 Jahren [24], bleibt weiteren Analysen zu klären vorbehalten.
Schwartz et al. [35] wiesen jedenfalls auf eine ***erhöhte Leukämierate*** nach Wilmstumor-Behandlung hin. Sabio et al. [34], Opitz [29] und Li [25] sahen Kolon-Karzinome nach Wilmstumor-Behandlung nach bis zu 27 Jahren.

Nachtrag. Eine Zwischenauswertung der seit Juni 1980 in der Bundesrepublik begonnenen prospektiven Therapiestudie im Mai 1982 hat auf der Grundlage von 107 zentral gemeldeten Patienten eine Heilungswahrscheinlichkeit von 95,2% nach einem und von 87,6% nach zwei Jahren für die Gesamtgruppe der Protokollpatienten unter diesen ergeben. Nicht-Protokoll-Patienten, die ebenso erfaßt wurden, schnitten schlechter ab.

Literatur

1. Alzen G, Gutjahr P, Weitzel D (1980) Ultraschalluntersuchungen von Wilmstumoren Stadium II–V während der präoperativen Therapie. Klin Pädiat 192: 117
2. Beckwith JB, Palmer NF (1978) Histopathology and prognosis of Wilms' tumor – Results from the first national Wilms' tumor study. Cancer 41: 1937
3. Bishop HC, Tefft M, Evans AE (1977) Survival in bilateral Wilms' tumor – Review of 30 national Wilms' tumor study cases. J Pediat Surg 12: 631
4. Bolande RP, Brough AJ, Izant RJ, Jr (1967) Congenital mesoblastic nephroma of infancy. A report of eight cases and the relationship to Wilms' tumor. Pediatrics 40: 272
5. Breslow NE, Palmer MF, Hill LR et al. (1978) Wilms' tumor: Prognostic factors for patients without metastases at diagnosis. Results of the national Wilms' tumor study. Cancer 41: 1577
6. D'Angio GJ, Evans AE, Breslow NE et al. (1976a) The treatment of Wilms' tumor. Results of the national Wilms' tumor study. Cancer 38: 633
7. D'Angio GJ, Meadows A, Miké V et al. (1976b) Decreased risk of radiation-associated second malignant neoplasms in actinomycin D treated patients. Cancer 37: 1177
8. D'Angio GJ, Tefft M, Breslow N et al. (1978) Radiation therapy of Wilms' tumor: Results according to dose, field, post-operative timing and histology. Int J Radiat Oncol Biol Phys 4: 769
9. D'Angio GJ, Beckwith JB, Breslow NE et al. (1980) Wilms' tumor: An update. Cancer 45: 1791
10. Ehrlich RM, Bloomberg SD, Gyepes MT et al. (1979) Wilms' tumor, misdiagnosed preoperatively: A review of 19 national Wilms' tumor study I cases. J Urol 122: 790
11. Green DM, Jaffe N (1978) Wilms' tumor – model of a curable pediatric malignant solid tumor. Cancer Treatm Rev 5: 143
12. Gross RE, Neuhauser EBD (1950) Treatment of mixed tumors of the kidney in children. Pediatrics 6: 843
13. Günther R (1979) In: Hahn K (Hrsg) Pädiat Nukl-Med, Kirchheim, Mainz, S 67–72
14. Gutjahr P (1979) Das Schicksal tumor- und leukämiekranker Kinder – Untersuchung Langzeitüberlebender nach Realisierung moderner Konzepte der pädiatrischen Onkotherapie. Habilit Schr
15. Gutjahr P (1980) Ergebnisse der Behandlung von Wilmstumoren nach einem Plan (I/76) der Gesellschaft für Pädiatrische Onkologie – eine retrospektive Analyse. Klin Pädiat 192: 109
16. Gutjahr P (1981a) Wilmstumoren – Literaturübersicht mit einigen Anmerkungen. Boehringer, Ingelheim
17. Gutjahr P (1981b) Wilmstumoren – eine Standortbestimmung. Klin Pädiat 193: 213
18. Jereb B, Eklund G (1973) Factors influencing the cure rate in nephroblastoma. Acta Radiol 12: 84
19. Jereb B, Tournade MF, Lemerle J et al. (1980) Lymph node invasion and prognosis in nephroblastoma. Cancer 45: 1632

20. Klapproth HJ (1959) Wilms' tumor: A report of 45 cases and an analysis of 1351 cases reported in the world literature from 1940 to 1958. J Urol 81: 633
21. Knudson AG, Jr, Strong LC (1972) Mutation and cancer: A model for Wilms' tumor of the kidney. J Natl Cancer Inst 48: 313
22. Lawler W, Marsden HB, Palmer MK (1975) Wilms' tumor – histologic variation and prognosis. Cancer 36: 1122
23. Lemerle J, Voute PA, Tournade MF et al. (1976) Preoperative versus postoperative radiotherapy, single versus multiple courses of actinomycin D in the treatment of Wilms' tumor. Preliminary results of a controlled clinical trial conducted by the International Society of Pediatric Oncology (SIOP). Cancer 38: 647
24. Li FP (1977) Second malignant tumors after cancer in childhood. Cancer 40: 1899
25. Li FP (1980) Colon cancer after Wilms' tumor. J Pediat 96: 954
26. Littman P, Meadows AT, Polgar G et al. (1976) Pulmonary functions in survivors of Wilms' tumor: Patterns of impairment. Cancer 37: 2773
27. Meadows AT, Lichtenfeld JL, Koop EC (1974) Wilms' tumors in three children of a woman with congenital hemihypertrophy. N Engl J Med 291: 23
28. Miller RW, Fraumeni JF Jr, Manning MD (1964) Association of Wilms' tumor with aniridia, hemihypertrophy, and other congenital malformations. N Engl J Med 270: 922
29. Opitz JM (1980) Adenocarcinoma of the colon following Wilms' tumor. J Pediat 96: 775
30. Palmer NF, Sutow WW, Beckwith JB et al. (1979) Clear cell sarcoma of the kidney. A report from the national Wilms' tumor study. Vortr XI. Tagg. SIOP, Lissabon
31. Pendergrass TW (1976) Congenital anomalies in children with Wilms' tumor – a new survey. Cancer 37: 403
32. Penn I (1979) Renal transplantation for Wilms' tumor of 20 cases. J Urol 122: 793
33. Riccardi VM, Sujanski E, Smith AC et al. (1978) Chromosomal imbalance in the aniridia-Wilms' tumor association: 11p interstitial deletion. Pediatrics 61: 604
34. Sabio H, Teja K, Elkon D et al. (1979) Adenocarcinoma of the colon following treatment of Wilms' tumor. J Pediat 95: 424
35. Schwartz AD, Lee H, Baum ES (1975) Leukemia in children with Wilms' tumor. J Pediat 87: 374
36. Sutow WW, Hussey DH, Ayala AG (1977) Wilms' tumor; In: Sutow WW et al (Hrsg) Clinical pediatric oncology, Mosby, St Louis, p 538–568
37. Tebbi K, Gross S (1978) Wilms' tumor in a mother and child. J Pediat 92: 1026
38. Tefft M, D'Angio GJ, Grant W (1976) Postoperative radiation therapy for residual Wilms' tumor. Review of group III patients in national Wilms' tumor study. Cancer 37: 2768
39. Wigger HJ, Bransilver SR, Blanc WA (1970) Complications after angiography in childhood. J Pediat 76: 1
40. Wigger HJ (1976) Fetal rhabdomyomatous nephroblastoma – a variant of Wilms' tumor. Hum Pathol 7: 613

41. Wolff JA, Krivit W, Newton WA Jr (1968) Single versus multiple dose actinomycin D therapy of Wilms' tumor. N Engl J Med 279: 290
42. Wolff JA, D'Angio GJ, Hartmann J et al. (1974) Long-term evaluation of single versus multiple courses of actinomycin D therapy of Wilms' tumor. N Engl J Med 290: 84

5 Neuroblastom

F. Lampert

5.1 Einleitung

5.1.1 Häufigkeit

Dritthäufigstes Tumorleiden bei Kindern

Das Neuroblastom – vom Nebennierenmark bzw. dem N. symphaticus ausgehend – stellt etwa 8% aller malignen Krankheiten im Kindesalter dar. Nach Leukämie und Hirntumoren ist das Neuroblastom dritthäufigstes Tumorleiden im Kindesalter. Von den innerhalb eines Jahres vom 1. 1.–31. 12. 1980 dem Institut für Dokumentation und Statistik der Universität Mainz gemeldeten Kindern mit neu diagnostizierten Malignomen aus einer Gesamtzahl von 1002 Patienten entfielen 82 auf das Neuroblastom (= 8,2%). Dieses erste Jahr einer bundesweiten Registrierung umfaßte etwa drei Viertel aller aufgetretenen Neuerkrankungen. Man muß also in der Bundesrepublik Deutschland mit etwa 100 neuen Patienten pro Jahr rechnen.

5.1.2 Besonderheiten

Schlechtere Prognose im Vergleich zu Wilms-Tumor

Das Lebensalter der Patienten mit Neuroblastom liegt ähnlich beim Wilms-Tumor meist unter 3 Jahren. Auch ist der Wilms-Tumor nur gering seltener als das Neuroblastom. Was die Prognose jedoch betrifft, so ist sie beim Neuroblastom im Vergleich zum Wilms-Tumor sehr viel schlechter.

Frühe Metastasierung

Die Überlebensrate beim Neuroblastom konnte in den letzten Jahrzehnten trotz aller Fortschritte der Chemotherapie nicht gesteigert werden. Ein Grund mag in der schnellen Ausbreitung und dem Metastasierungsort des Neuroblastoms liegen. Während beim Wilms-Tumor nur 20% der Patienten ***bei Diagnose Metastasen*** (meist in der

Lunge) aufweisen, so sind es ***beim Neuroblastom fast 70%*** (mit Metastasen meist in Knochenmark, Knochen, Lymphknoten).

Tumorspontanregression im Säuglingsalter

Andererseits zeichnet sich das Neuroblastom ***im Säuglingsalter*** aus durch die ***höchste Spontanheilungsrate aller menschlichen Tumoren,*** nämlich insgesamt etwa 7% aller Neuroblastomfälle, selbst bei Metastasen in Leber, Lymphknoten, Haut, ja sogar Knochenmarkbefall. Bei einem Manifestationsalter des Neuroblastoms unter 1 Jahr liegt die Heilrate – sogar im metastasierten Stadium – bei 68% (Ergebnisse der GPO-Studie NB 79/82 bei 25 Säuglingen).

Olfaktorius-Neuroblastom

Eine lokale Sonderform stellt das Olfaktorius-Neuroblastom dar. Dieser Tumor entsteht aus dem Neuroepithel der Nasenhöhle. Bis jetzt sind über 100 Fälle bekannt geworden [18].

Mandibula-Neuroblastom

Neuerdings wird auch der Unterkiefer als Möglichkeit der Primärlokalisation diskutiert [6].

Spätfolgen bei Geheilten

Wir haben es also beim Neuroblastom mit ganz verschiedenen Krankheitsabläufen zu tun. Die Patienten sterben entweder früh oder überleben und sind im weiteren Leben beschwerdefrei und unauffällig, oder sie überleben mit Spätschäden, die tumor- oder therapieresistent sein können. Eine Nachsorge, die diese Besonderheiten des Neuroblastoms berücksichtigt, ist daher besonders wichtig. In einer Studie aus dem Dr. v. Hauner'schen Kinderspital München [16] bei über 100 Patienten mit Neuroblastom überlebten 38%. Nur 11 aller 104 Patienten waren jedoch völlig unversehrt ohne Spätschäden.

5.2 Diagnostik

5.2.1 *Paraneoplastische Symptome*

Nicht zu selten findet man beim Neuroblastom Symptome, die nicht unmittelbar durch Tumorausdehnung bedingt sind. Diese werden als paraneoplastische Symptome bezeichnet und geben manchmal den ersten Verdacht auf ein Neuroblastom.

Myo-Opsoklonus

Der Myo-Opsoklonus mit ataktischen, zittrigen Muskelbewegungen und den schnellen Augenzuckungen weist auf eine – ätiologisch ungeklärte – ***Kleinhirnbeteiligung*** hin.

Dieses Symptom wird bei etwa 2% aller Patienten beobachtet. Das Neuroblastom sitzt dabei ***meist im Thorax.*** Die Prognose nach Tumorexstirpation ist gewöhnlich gut.

Horner-Syndrom Das Horner-Syndrom, die einseitige Verengung von Pupille, Lidspalte und Enophthalmus, selten auch vergesellschaftet mit Heterochromie der Iris, kann sowohl prä- wie auch erst postoperativ, z. B. ***bei Hals- oder Thoraxneuroblastom,*** bemerkt werden.

Durchfall Seltener gibt ein rezidivierender, therapieresistenter Durchfall mit Hypokaliämie, hervorgerufen durch ein besonderes Stoffwechselprodukt, dem Vasoaktiven Intestinalen Polypeptid (VIP), Hinweise auf ein Neuroblastom.

Hypertonie Die Hypertonie, manchmal begleitet von Schweißattacken oder gar Krämpfen, wird durch die Katecholaminproduktion der Neuroblastomzellen hervorgerufen. Die Hypertonie ist aber nicht so häufig, wie man denkt, da Noradrenalin in den Zellen bereits abgebaut wird.

*5.2.2 **Klinische Diagnostik***

Das diagnostische Vorgehen hängt in gewisser Weise vom Primärtumorsitz ab, z. B. ob im Abdomen, Becken, Thorax, am Hals oder paravertebral. Bei jedem Neuroblastomverdacht sind jedoch neben der Biopsie zwei Untersuchungen von entscheidender Bedeutung:

Knochenmark-aspiration – ***Die Knochenmarkaspiration*** mit sorgfältiger Durchmusterung, besonders der Ausstrichränder. – ***Bei über 60%*** aller Patienten findet sich eine Neuroblastomzellinfiltration, meist in Nestern oder Klumpen ***(Mikrometastasen).*** Dies bedeutet also metastasiertes oder disseminiertes Stadium bzw. Stadium IV! –

Katecholamin-metaboliten im Urin – Die ***Urinuntersuchung*** (am besten im 24 Stunden-Sammelurin) von Katecholaminmetaboliten wie Vanillinmandelsäure, Homovanillinsäure, Dopamin und anderen.

im Serum – ***Bei 75%*** von 289 Patienten war zum Zeitpunkt der Diagnose die ***Vanillinmandelsäure*** im Urin ***erhöht*** (über 20 µg/mg Kreatinin), während die ***Homovanillinsäure*** im Urin sogar ***bei 80%*** der Patienten erhöht (über 40 µg/mg Kreatinin) war [21]. Das Verhältnis der anfänglichen Ausscheidung von Vanillinmandelsäure und Homovanillinsäure zueinander soll mit der späteren Prognose korrelieren [22].

Man kann jetzt mit Hochleistungsflüssigkeitschromatographie (HPLC) ***auch im Serum*** die Katecholamine und ihre Derivate mit großer Empfindlichkeit feststellen [20].

An neueren klinisch-diagnostischen Möglichkeiten sind zu erwähnen das Knochenszintigramm, die Sonographie und die Computertomographie.

Knochenszintigramm

Das ***Knochenszintigramm*** ist besonders dann angezeigt, ***wenn*** die ***Nativ-Röntgenaufnahmen*** von Schädel und Skelettsystem ***unauffällig*** sind, obwohl Tumorzellen im Knochenmark und Allgemeinsymptome wie Anämie, Beinschmerzen, Gewichtsverlust auf eine Metastasierung hinweisen.

Es hat sich gezeigt, daß eine im Nativ-Röntgenbild sichtbare Knochenbeteiligung prognostisch ungünstiger ist als eine Knochenmarkinfiltration allein ohne Knochenbeteiligung [12].

Sonographie

Die ***Sonographie*** kann wertvoll sein zur Bestimmung der Größe von Bauchtumoren, und kann möglicherweise auch Lymphknotenbefall im Bauchraum entdecken.

Computertomographie

Die ***Computertomographie*** bei Tumorsitz im Thorax oder Abdomen gibt natürlich sehr genau Auskunft über die Tumorausdehnung, braucht aber nicht routinemäßig eingesetzt zu werden, da immer Aufwand (Narkose bei Kleinkind) und Kosten zu bedenken sind.

5.2.3 Chromosomenuntersuchung

$1p^-$ Deletion

Bei Chromosomenanalysen mit Chromatidbandenfärbung konnte eine ***Deletion des kurzen Armes von dem Chromosom Nr. 1*** ($1p^-$deletion) bei vier Neuroblastomen und zwei Neuroblastomzellinien gefunden werden [5]. Neben der häufigen Aneuploidie von Neuroblastomzellen sind zwei charakteristische Chromosomenveränderungen bei Neuroblastomen außerdem vorhanden (die allerdings bei anderen „soliden" Tumoren auch vorkommen), nämlich HSRs (Homogenously Staining Regions) und DMs (Double Minute Chromosomes). Die DMs scheinen aus dem Zerfall von HSRs herzurühren [1] und möglicherweise bei der spontanen Regression von Neuroblastomen eine Rolle zu spielen. DMs und HSRs entstehen wahrscheinlich durch Genamplifikation [11].

HSRs
DMs

In Ergänzung zu zytogenetischen Untersuchungen haben

wir Messungen des DNS-Gehaltes in Kernen von Neuroblastomzellen [3] unternommen und dabei nicht nur eine massive Aneuploidie gesehen, sondern neben verschiedenen Ploidien (Ausreifungsstadien?) an verschiedenen Stellen des Primärtumors auch eine höhere Ploidie in Knochenmarksmetastasezellen im Vergleich zu Primärtumorzellen. Dies würde auf eine klonale Evolution im Knochenmark hindeuten und die Eigenständigkeit des Neuroblastoms nach der Skelettmetastasierung betonen, die auch therapeutisch die größten Schwierigkeiten bereitet. Tierexperimente unterstützen die These, daß Tumormetastasen nicht durch Adaptation an neue Umgebung, sondern durch Selektion bereits vorhandener Tumorzellen mit höherer Überlebenspotenz am Metastaseort entstehen [23].

5.2.4 *Ultrastruktur*

Dense core vesikel

Elektronenmikroskopische Untersuchungen von Neuroblastomgewebe können das lichtmikroskopische „Grading" besonders bei ganz undifferenzierten Zellen sehr gut ergänzen. Typische ultrastrukturelle Merkmale sind die synaptischen Kontakte zwischen den Neuroblasten und die „dense core-vesikel" in den Zellkörpern und den Fortsätzen. Diese „dense core-vesikel" stellen wahrscheinlich die Speicherorganellen für die Katecholaminsekretion dar. Ultrastrukturelle Untersuchungen haben, wenn man sie mit den klinischen und biochemischen Daten korreliert, hohen prognostischen Wert [25].

5.2.5 *Stadieneinteilung*

Stadieneinteilung für Therapie entscheidend

Die Stadieneinteilung muß vor der Therapie stehen. Besonders beim Neuroblastom mit der je nach klinischem Ausbreitungsstadium völlig unterschiedlichen Prognose ist unbedingt eine ***stadiengerechte Therapie*** zu fordern (Tabelle 5.1.). Eine intensive Chemotherapie mit Bestrahlung nach Tumorexstirpation, z.B. im Stadium I oder II, ist sinnlos und kann tödlich sein aufgrund von Nebenwirkungen, während andererseits die Therapie im Stadium IV bei einem Patientenalter über 1 Jahr als kombinierte intensive Chemotherapie erfolgen muß.

Tabelle 5.1. Neuroblastom. Klinische Stadieneinteilung und Behandlung

Stadium		Therapie
I	Lokalisierter Tumor, völlige Resektion	Operation
II	Lokalisierter Tumor, Mittellinie nicht überschreitend, Resttumor mikroskopisch, monolateraler Lymphknotenbefall	Operation
III	Regionaler Tumor mit Überschreiten der Mittellinie Unvollständige Resektion, bilateraler Lymphknotenbefall	Operation Chemotherapie (ACVD, PCVm) ± „second look" ± Radiotherapie
IV	Disseminierter Tumor, Fernmetastasen	Chemotherapie (ACVD, PCVm) ± Radiotherapie

A = Adriamycin, C = Cyclophosphamid, V = Vincristin, D = Dacarbazin, P = Cisplatin, Vm = Vm-26 (Teniposid)

Tabelle 5.2. Neuroblastom-Grading [15, 17]

Malignitätsgrad	Histologische Kriterien
I	Mischbild aus undifferenzierten Zellen und reifen Ganglienzellen
II	Mischbild aus undifferenzierten Zellen und einigen Zellen mit partieller Differenzierung in Ganglienzellen (vesikuläre Kerne: Nukleolus erkennbar, Zytoplasma-Kernrelation angestiegen, zytoplasmatische Fortsätze)
III	Undifferenziertes, kleinzelliges Tumorgewebe (Ausbildung von Rosetten bedeutet noch keine Differenzierung von prognostischer Aussagekraft)

5.2.6 Histologisches Grading

Differenzierungsgrad oder „Grading" für Prognose wichtig

Das histologische Bild beim Neuroblastom kann besonders in den klinischen Stadien I–III Ausreifungs- bzw. Differenzierungszeichen in Richtung des prognostisch günstigen Ganglioneuroblastoms zeigen. Eine sorgfältige Gewebstypisierung [15] gehört deshalb beim Neuroblastom wie die Stadieneinteilung zur Diagnostik vor Therapie. Die angewandte Klassifizierung ist die von Hughes et al. [17] vgl. Tabelle 5.2.

5.3 Therapie

5.3.1 *Operation*

Resektion bei Tumorstadium I–III

„Second-look"-Operation

Die chirurgische Tumorexstirpation steht am Anfang der Therapie eines jeden Neuroblastoms mit auffindbarem Primärtumor. Der Versuch der in toto-Resektion ist jedoch primär nicht unbedingt in den Stadien II–III anzustreben. Bei einem durch Chemo- oder Radiotherapie geschrumpften, anfänglichen inoperablen Primärtumor gelingt es oft, in einer Zweitoperation („second look") den Resttumor in toto zu entfernen.

Es ist noch nicht geklärt, ob man bei Patienten mit ausgedehnten Metastasen die operative Beseitigung des Primärtumors unbedingt durchführen soll, da bis jetzt noch keine Vorteile hinsichtlich Remissionsverlängerung bzw. Überleben dokumentiert sind.

5.3.2 *Bestrahlung*

Rolle der Bestrahlungstherapie fraglich

Eine postoperative Nachbestrahlung ist nicht notwendig bei den lokalisierten Stadien I und II. Im Stadium IV, z. B. bei schmerzhaften Metastasen, können wenige Bestrahlungen à 200–300 rad kurzfristig Linderung bringen. Dieser Einsatz ist jedoch palliativ, nicht kurativ. Das Stadium III mit großem Resttumor dürfte wohl das Hauptindikationsgebiet sein. Hier kann eine zusätzliche Radiotherapie mit etwa 2000 rd einen inoperablen Tumor so verkleinern, daß er operabel wird. Dieser Verkleinerungseffekt kann jedoch auch durch eine intensive Kombinationschemotherapie erzielt werden, so daß der Wert einer Bestrahlung als unverzichtbare therapeutische Modalität beim Neuroblastom noch nicht feststeht.

5.3.3 *Chemotherapie*

Kombinationschemotherapie am wichtigsten im Stadium IV

Zytostatika zur adjuvanten Therapie sind in den Stadien I–II nicht angezeigt, da in bisherigen Studien keine Verbesserung der Remissionszeit oder der Überlebenszeit erzielt wurde [8].

Im metastasierten Stadium ist jedoch die Kombinationschemotherapie Mittel der Wahl mit einer Ansprechrate bis zu 70% [10].

Nachgewiesene Wirkung auf Neuroblastomzellen haben Cyclophosphamid (Endoxan), Adriamycin (Adriblastin), Vincristin, Dacarbazin (DTIC-Dohme), VM-26 (Vumon), Cisplatin (Platinex).

5.3.3.1 *Therapiestudien der Gesellschaft für pädiatrische Onkologie-NB 79/82 und NB 82*

NB 79/82-Studie: ACVD ± Interferon

In der von Juli 1979 bis Juli 1982 laufenden bundesweiten prospektiven Therapiestudie NB 79/82 hatten sich 51 deutsche Kinderkliniken mit insgesamt 194 Patienten mit Neuroblastom beteiligt. Davon gehörten 112 (58%) der Patienten dem Stadium IV an. Patienten mit Stadium IV, die älter als 1 Jahr waren, bekamen neben einer intensiven Kombinationschemotherapie mit Cyclophosphamid, Adriamycin, Vincristin, Dacarbazin, randomisiert zusätzlich Fibroblasten(β-)Interferon über 24 Wochen. Inzwischen hat sich jedoch gezeigt, daß die zusätzliche Gabe von β-Interferon keinen Einfluß auf die Überlebensraten im Stadium IV hatte. Die ***Raten für rezidivfreies Überleben*** maximal 4 Jahre nach Diagnosestellung in dieser NB 79/82-Studie betrugen ***100% für das Stadium I, 86% für das Stadium II, 79% für das Stadium III, 68% für Kinder unter 1 Jahr*** und ***8% für Kinder über 1 Jahr mit Stadium IV.***

NB 82 Studie: ACVD, PCVm

Eine Nachfolgestudie, NB 82, die als zusätzliche Zytostatika VM-26 und Cisplatin inkorporiert, ist seit 1. Juli 1982 angelaufen. Die Therapie und Diagnostikübersichten dieser NB 82-Studie sind in Abb. 5.1 und Abb. 5.2 dargestellt. Das ausführliche Protokoll ist von der Studienzentrale: Universitäts-Kinderpoliklinik, Feulgenstraße 12, 6300 Gießen, Tel. 0641/7024425 abrufbar.

5.3.4 *Therapieerfolgsprüfung*

Beim Neuroblastom mit der hohen Rate von Primärmetastasierung und Frührezidiven ist die Wirksamkeit einer Therapie nach etwa 3 Jahren feststellbar. Dies ist eine viel kürzere Beobachtungszeit als z. B. beim Kleinhirnmedulloblastom, wo man mit einer Relapsrate von 15% pro Jahr

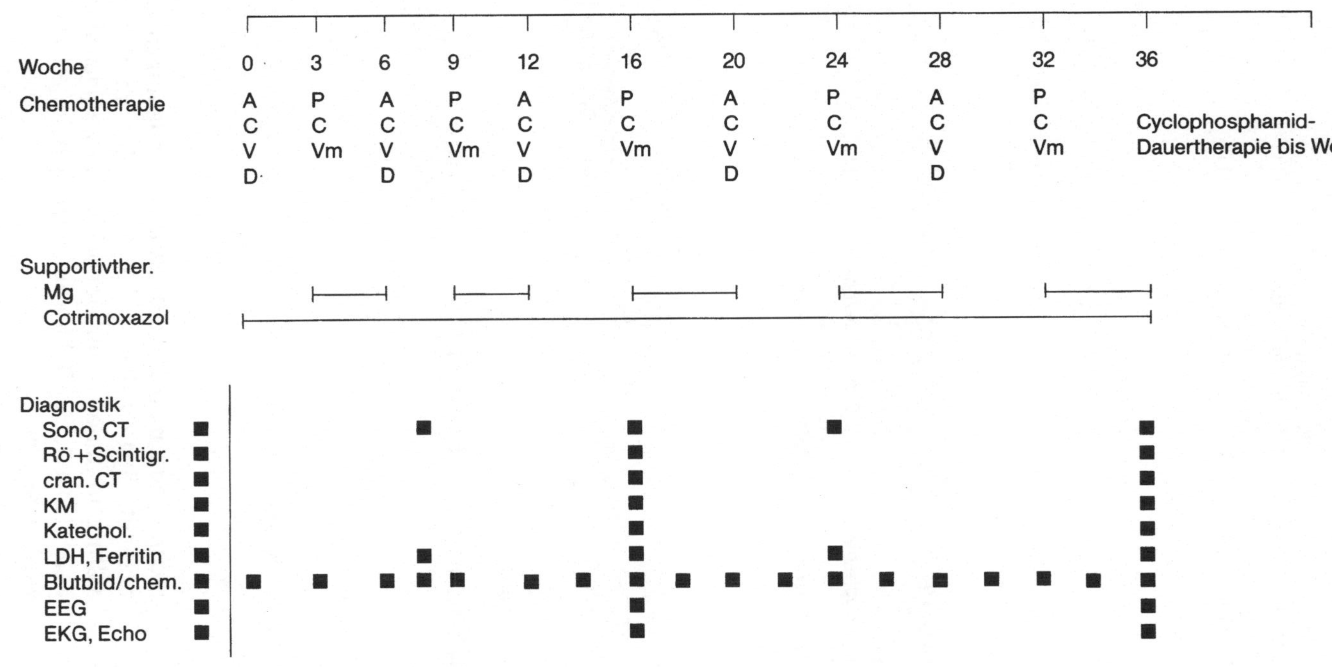

Abb. 5.1. Therapie- und Diagnostikübersicht NB 82 für das metastasierte Neuroblastom

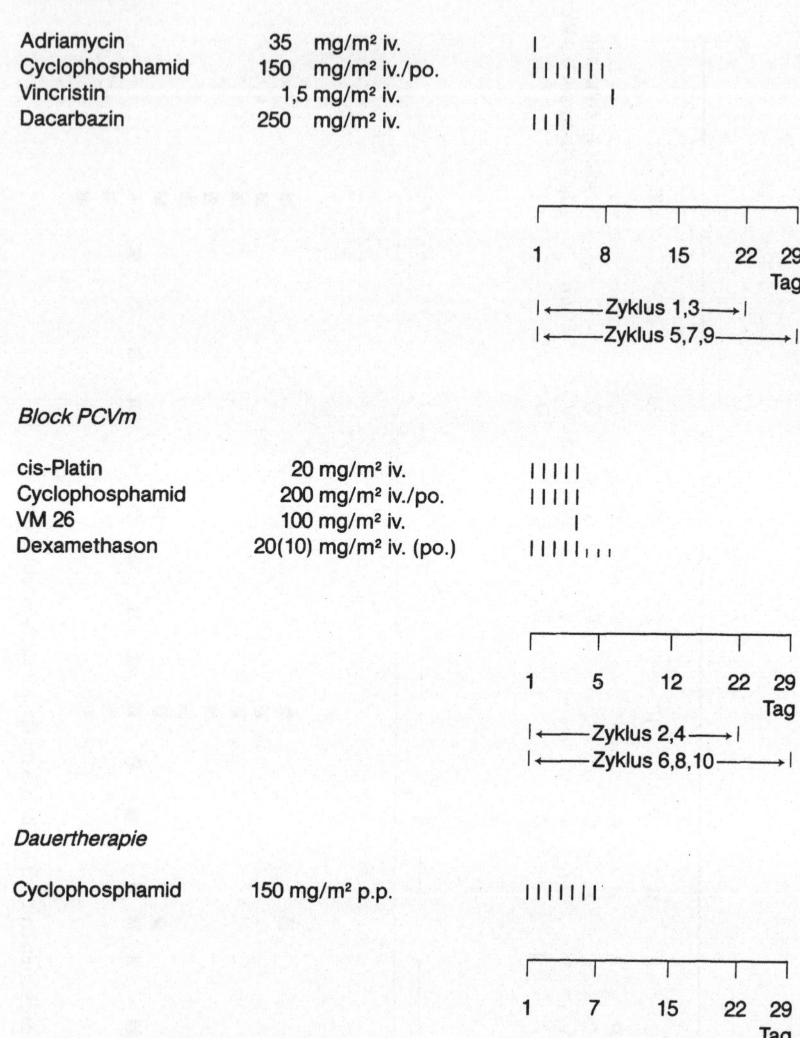

Abb. 5.2. Zytostatikablocks NB 82

rechnet und man fast 10 Jahre zur endgültigen Aussage braucht. Spätrezidive beim Neuroblastom treten nach 3jährigem tumorfreiem Überleben bei weniger als 5% der Patienten auf. Der Behandlungserfolg beim Neuroblastom wird gemessen an:

Remissions- und Überlebensrate zur Therapieerfolgsprüfung

1. Prozentsatz der Patienten in Vollremission, definiert durch völligen Rückgang aller Tumormassen bzw. der Tumorzellinfiltration im Knochenmark nach 9 Wochen Induktionstherapie;
2. Dauer der anhaltenden Remission;
3. Prozentsatz der in anhaltender Vollremission befindlichen Patienten nach 3 Jahren, getrennt nach Patientenalter bei Diagnose von über oder unter 1 Jahr;
4. Dauer der Überlebenszeit bei den Verstorbenen;
5. Prozentsatz aller überlebenden Patienten nach 3 Jahren, getrennt nach Patientenalter bei Diagnose von über oder unter 1 Jahr.

5.3.5 Patientenüberwachung unter und nach Therapie

Während der Therapie ist eine klinische und Blutbildkontrolle wöchentlich und vor jedem neuen Therapiezyklus auch mit Leber- und Nierenwerten notwendig.

Knochenmarkaspiration

Bei im Knochen und Knochenmark metastasiertem Neuroblastom ist eine Knochenmarkaspiration vor dem 6. Therapiezyklus und nach Abschluß der Chemotherapie erforderlich.

Serum-LDH oder -Ferritin als Tumormarker

Neben den Katecholaminderivaten im Urin wurden neuerdings als Tumormarker bzw. ***Rezidivzeichen*** die ***Lactatdehydrogenase*** (LDH) und das ***Ferritin im Serum*** herausgearbeitet: Die LDH war bei 25 von 30 Patienten mit Neuroblastom erhöht, und bei 11 von 12 Patienten kündigte sich das Rezidiv durch erhöhte LDH an [24]. Bei 9 von 11 verstorbenen Patienten waren die LDH-Werte 5mal höher als altersnormal.

Erhöhte Serum-Ferritinspiegel ($\geqslant$400 ng/ml) konnten in einer Untersuchung bei 58 Kindern mit Neuroblastom jeweils mit aktivem Tumorstadium korreliert werden [13].

5.4 Prognose und das Stadium IV-S

Prognose am schlechtesten im Kleinkindalter

Auffallend beim Neuroblastom ist, daß die Prognose nicht allein vom klinischen Ausbreitungsstadium abhängt, sondern auch ganz entscheidend vom Alter. Nimmt man alle Stadien zusammen, so betragen die Überlebensraten 72% für die Altersgruppe 0–11 Monate, 28% für das Alter

12–23 Monate und nur 12% für die über 2 Jahre alten Patienten [4]. Neuere Ergebnisse der Children's Cancer Study Group [10] konnten jedoch bei über 6 Jahre alten Kindern mit Neuroblastom wieder eine bessere Prognose aufzeigen. So betrugen bei metastasiertem Neuroblastom, behandelt mit Kombinationschemotherapie, die Überlebensraten nach 3 Jahren in der Altersgruppe 1–6 Jahre (n = 75) etwa 10%, bei über 6 Jahren (n = 16) etwa 40% und unter 1 Jahr (n = 13) etwa 50%.

In der NB 79/82-Studie konnten wir die bessere Prognose bei über 6 Jahre alten Kindern mit metastasiertem Neuroblastom nach maximal 4 Jahren bestätigen (n = 16; 31% Überlebensrate).

Zukünftig muß noch geklärt werden, ob der Lymphknotenbefall bei lokal und regional ausgebreitetem Tumor für die spätere Prognose entscheidend ist.

Die außerhalb des Abdomens entstehenden Neuroblastome scheinen möglicherweise auch eine bessere Prognose zu haben, wenn man die entsprechenden Stadien miteinander vergleicht.

Spontanregression beim Stadium IV-S

Was aber beim Neuroblastom die größte Verwunderung hervorruft, ist das von D'Angio et al. [7] erstmals retrospektiv herausgefundene Stadium IV-S mit ausgezeichneter Prognose. S bedeutet dabei spezial. Es sind dies Säuglinge mit relativ kleinem Primärtumor, aber deutlichen, manchmal sogar massiven Metastasen in Leber, Haut und Knochenmark. Die riesig vergrößerte Leber bereitet dabei mechanisch die größten Probleme. Hierbei werden kleine Bestrahlungsdosen von 150 rd nur 2–3mal zur Leberverkleinerung empfohlen. Auch eine milde Chemotherapie mit nur 50% der üblichen Zytostatikadosis kann eine beginnende Tumorregression bewirken. Man muß dabei immer die hochgradige Empfindlichkeit des jungen Säuglingsorganismus gegenüber Zytostatika bedenken und den letztendlich völligen Tumorschwund im späteren Kleinkindalter. Die Schwierigkeit besteht allerdings darin, dieses Stadium IV-S mit der guten Prognose einwandfrei bei Diagnose schon feststellen zu können. In einer retrospektiven Analyse von 207 Patienten mit Neuroblastom am Children's Hospital in Philadelphia (1944–1977) fanden Evans et al. [9] nur 17 Patienten mit echtem Stadium IV-S. Eine neue Möglichkeit zur Unterscheidung des IV-S und IV-Stadiums bei Säuglingen bietet die Serum-Ferritinbestim-

Serum-Ferritin-Spiegel zur Unterscheidung von IV und IV-S Stadium

mung. Dieses Protein war in den Seren von Patienten mit IV-S-Neuroblastom nicht erhöht [14].

Als interessante neue Hypothese für die Spontanregression stellten Knudson u. Meadows [19] das Neuroblastom IV-S als eine besondere Entität heraus, die durch multizellulären Ursprung, alleinige Hyperplasie und eine einzige germinale Mutation gekennzeichnet ist und sich dadurch vom „malignen" Neuroblastom (monoklonale Entstehung nach einer zweiten, somatischen Mutation) deutlich unterscheiden soll.

Literatur

1. Balaban-Malenbaum G, Gilbert F (1980) Relationship between homogenously staining regions and double minute chromosomes in human neuroblastoma cell lines. In: Evans AE (ed) Advances in neuroblastoma research, pp 97–107. Raven Press, New York
2. Berthold F, Treuner J, Evers G, Harms D, Jürgens H, Kaatsch P, Niethammer D, Lampert F Intensive Kombinationschemotherapie und β-Interferon zur Behandlung von Kindern mit metastasiertem Neuroblastom. 3-Jahres-Bericht der kooperativen Therapiestudie NBL-79 in der Gesellschaft für Pädiatrische Onkologie. (in Vorbereitung)
3. Böhm N, Lampert F (1982) DNS-Ploidie und Proliferationsverhalten beim metastasierten Neuroblastom. Klin Pädiat 194: 270–274
4. Breslow N, Mc Cann B (1971) Statistical estimation of prognosis for children with neuroblastoma. Cancer Res 31: 2098–2103
5. Brodeur GM, Green AA, Hayes FA (1980) Cytogenetic studies of primary human neuroblastoms. In: Evans AE (ed) Advances in neuroblastoma research, pp 73–80. Raven Press, New York
6. Burkes EJ, Kelly DE, Hill C (1980) Primary mandibular neuroblastoma. J Oral Surg 38: 128–131
7. D'Angio GJ, Evans AE, Koop CE (1971) Special pattern of widespread neuroblastoma with a favourable prognosis. Lancet I: 1046–1049
8. Evans AE, Albo V, D'Angio GJ, Finklestein JZ, Leikin S, Santulli T, Weiner J, Hammond GD (1976) Cyclophosphamide treatment of patients with localized and regional neuroblastoma. A randomized study. Cancer 38: 655–660
9. Evans AE, Chatten J, D'Angio GJ, Gerson JM, Robinson J, Schnaufer L (1980) A review of 17 IV-S neuroblastoma patients at the children's hospital of Philadelphia. Cancer 45: 833–839
10. Finklestein JZ, Klemperer MR, Evans A, Bernstein I, Leikin S, McCreadie S, Grosfeld J, Hittle R, Weiner J, Sather H, Hammond D (1979) Multiagent chemotherapy for children with metastatic neuroblastoma. Med Ped Oncol 6: 179–188
11. George DL, Powers VE (1982) Amplified DNA sequences in Y1 mouse adrenal tumor cells: Association with double minutes and localization to a homogenously chromosomal region. Proc Natl Acad Sci USA 79: 1597–1601

12. Grosfeld JL, Schatzlein M, Ballantine TVN, Weetman RM, Baehner RL (1979) Metastatic neuroblastoma: Factors influencing survival. J Ped Surg 13: 59–65
13. Hann HWL, Levy HW, Evans AE (1980) Serum ferritin as a guide to therapy in neuroblastoma. Cancer Res 40: 1411–1413
14. Hann HL, Evans AE, Cohen IJ, Leitmeyer BA (1981) Biologic differences between neuroblastoma stages IV-S and IV. N Engl J Med 305: 425–429
15. Harms D, Wilke D (1979) Neuroblastom-Grading. Klin Pädiat 191: 122–127
16. Holschneider AM, Geiger H, Bolkenius N, Janka G, Lampert F (1977) Spätfolgen beim Neuroblastom: Paraneoplastische Erkrankungen und Therapiefolgen. Mschr Kinderheilk 125: 69–73
17. Hughes M, Marsden HB, Palmer MK (1974) Histologic pattern of neuroblastoma related to prognosis and clinical staging. Cancer 34: 1706–1711
18. Kadish S, Goodman M, Wang CC (1976) Olfactory neuroblastoma. A clinical analysis of 17 cases. Cancer 37: 1571–1576
19. Knudson AG, Meadows AT (1980) Regression of neuroblastoma IV-S: A genetic hypothesis. N Engl J Med 302: 1254–1256
20. Krivit W, Mirkin BL, Freier E, Nesbit M, Cooper MJ (1980) Serum catecholamine metabolites in stage IV neuroblastoma. In: Evans AE (ed) Advances in Neuroblastoma Research, pp 33–42. Raven Press, New York
21. La Brosse EH, Comoy E, Bohuon C, Zucker JM, Schweisguth O (1976) Catecholamine metabolism in neuroblastoma. J Natl Cancer Inst 57: 633–638
22. Laug WE, Siegel SE, Shaw KNF, Landing B, Babtista J, Gutenstein M (1978) Initial urinary catecholamine metabolite concentrations and prognosis in neuroblastoma. Pediatrics 62: 77–83
23. Nicolson GL, Custead SE (1982) Tumor metastasis is not due to adaptation of cells to a new organ environment. Science 215: 176–178
24. Quinn JJ, Altman AJ, Frantz CN (1980) Serum lactic dehydrogenase, an indicator of tumor activity in neuroblastoma. J Pediat 97: 89–91
25. Romansky SG, Crocker DW, Shaw KNF (1978) Ultrastructural studies of neuroblastoma. Evaluation of cytodifferentiation and correlation of morphology and biochemical and survival data. Cancer 42: 2392–2398

6 Rhabdomyosarkom

J. Treuner und D. Niethammer

6.1 Definition

Das Rhabdomyosarkom ist ein maligner ***Weichteiltumor,*** der prinzipiell ***in allen Gebieten des Körpers*** auftreten kann. Vieles spricht dafür, daß es von omnipotenten Mesenchymzellen ausgeht. Klinik, Differentialdiagnose, Therapie und Prognose variieren stark und sind vom Ursprungsort des Primärtumors abhängig.

6.2 Häufigkeit

Häufigster Weichteiltumor bei Kindern

Die Rhabdomyosarkome (RMS) sind die häufigsten Weichteiltumore, die vor dem 15. Lebensjahr vorkommen [40]. Im Kieler Kindertumorregister finden sich unter 100 Weichteilsarkomen der letzten Jahre 50% RMS [15]. ***Unter den soliden Tumoren*** im Kindesalter rangieren sie ***an 3. Stelle*** hinter dem Neuroblastom und dem Wilmstumor [4]. Im Manchester Kindertumorregister sind sie gleich häufig wie Neuroblastom und Wilmstumor aufgeführt. Unter 100 malignen Erkrankungen bei Kindern fanden sich 7,8% RMS [44].

Die unterschiedlichen Häufigkeitsangaben haben zum Teil ihren Grund darin, daß erst in den letzten 20 Jahren die Rhabdomyosarkome besser bekannt und beschrieben wurden. Vor 1950 wurden die RMS als embryonale Sarkome bezeichnet. Damit waren Sarkome gemeint, die im Bereich des Kopfes, der ableitenden Gallenwege und des Urogenitaltraktes vorkamen. Von Stobbe und Dargeon [41] erfolgte schließlich 1950 eine ausführlich klinischpathologische Beschreibung der embryonalen RMS. Bailey et al. [2] und Pinkel und Pickren [29] wiesen aufgrund des klinischen Verhaltens auf die Ähnlichkeit gewisser undifferenzierter Weichteilsarkome hin, die nicht in dem genannten viszera-

len Bereich vorkamen. Enterline und Horn [8] führten 1958 die bis heute gebräuchliche histologische Klassifizierung in einen embryonalen, alveolären, pleomorphen und botryoiden Typ ein.
Rhabdomyosarkome treten ***etwas häufiger bei Jungen*** als bei Mädchen auf. Das Verhältnis ist mit 3:2 [13] anzusetzen. RMS vom juvenilen Typ finden sich bei der schwarzen Bevölkerung signifikant seltener als bei der weißen Bevölkerung, das Verhältnis beträgt 1:4 [13]. Altersgemäß findet sich eine ***Häufung*** für das embryonale RMS ***während der ersten 5 Lebensjahre und*** eine zweite Häufung ***zwischen dem 15. und 19. Lebensjahr,*** wobei hier der alveoläre Typ eher anzutreffen ist [24].

6.3 Ätiologie und Pathogenese

Embryonaler Tumor

Die juvenilen RMS zählen zu den embryonalen Tumoren. Nach Bodian [4] entwickeln sie sich entweder als Fehldifferenzierung während der Embryo- oder Organogenese oder aus omnipotenten Mesenchymzellen. Die Einflüsse, die prä- oder postnatal zur Fehlentwicklung der Zellen führen, sind nicht bekannt. ***Familiäre Häufung,*** wie sie beim Neuroblastom mitunter beobachtet wurde, Beziehung zu Fehlbildungen und Syndromen, wie beim Wilms-Tumor, finden sich ***bei den Rhabdomyosarkomen nicht.***
Verschiedene RNA-Tumorviren, wie Rous sarcoma virus, Harwey sarcoma virus, Maloney sarcoma virus, können nach Inokulation in Tiermodellen Weichteilsarkome erzeugen, deren histologisches Bild dem eines embryonalen RMS entspricht. Die Inzidenz zur Entwicklung solcher Tumoren ist vom immunologischen Status, vom Alter der Tiere und anderen Einflüssen abhängig. Sofern diese Tiermodelle überhaupt auf den Menschen übertragbar sind, weisen sie auf ein ***multifaktorielles Geschehen*** hin, wobei Viren eine auslösende Funktion besitzen können.

6.4 Morphologie

Die früher gebräuchliche, altersabhängige Einteilung in juveniles und adultes RMS entfällt heute, da der Adulttyp, der histologisch dem pleomorphen Typ gleich zu setzen ist,

im Kindesalter äußerst selten vorkommt. Unter dem Begriff juveniles RMS sind histologisch der embryonale, alveoläre und botryoide Typ zu verstehen, wobei der botryoide Typ mikroskopisch dem embryonalen Typ entspricht und durch den Ausdruck botryoid das makroskopische Aussehen und der Sitz des Tumors erfaßt wird. Dieser Typ wächst exophytisch in Hohlorganen wie Blase, Gallenblase, Nasopharynx blumenkohlartig in das Lumen vor und ist von Schleimhaut überzogen. Neuerdings wird zusätzlich noch ein anaplastischer Typ abgegrenzt.
Das RMS wird der Herkunft nach ***der quergestreiften Muskulatur zugeordnet.*** Die Schwierigkeit der Diagnose liegt darin, daß die Tumoren häufig wenig differenziert sind und das Ausgangsgewebe kaum erkannt werden kann. Zum anderen ist das histologische Bild sehr unterschiedlich und wechselt auch innerhalb eines Tumors. So finden sich Rundzellareale, die an Lymphosarkome oder Neuroblastome denken lassen und Spindelzellzonen, die Fibrosarkomcharakter besitzen können. Die Erkennung als RMS erfolgt sicher durch den Nachweis der Querstreifung in den Zellen, die jedoch nur in einem Drittel der Fälle gegeben ist, oder durch das spezifische morphologische Bild der Zellen (z. B. Tennisschlägerform) oder durch die Zellanordnung (z. B. alveolär). Histochemische Untersuchungen, wie die PAS-Reaktion, können für die Erkennung hilfreich sein. Neuere Nachweismethoden mittels Antimyosinantikörper oder Antirhabdomyosinantikörper haben bisher nicht die Erkennungsrate der RMS durch lichtmikroskopische Untersuchungen erhöht [19]. Es sind jedoch auf diesem Gebiet in Zukunft Fortschritte mit Hilfe spezifischer Antikörper gegen Proteine der RMS-Zellen, wie z. B. das Desmin, möglich. Einige Kriterien der Einteilung in die klassischen 4 histologischen Typen sind in Tabelle 6.1 aufgelistet.

Klassifizierung Aufgrund der Untersuchungen der Intergroup Rhabdomyosarcom Study (IRS) wird sich wahrscheinlich eine weitgehendere Klassifizierung der juvenilen Rhabdomyosarkome in naher Zukunft ergeben. Die histologische Auswertung von 567 Fällen ergab nach Palmer [28] folgende Situation:

Undifferenziert	11,5%
Monomorph	4,9%

Tabelle 6.1. Histologische Kriterien der RMS

Alterseinteilung:	Adult		Juvenil	
Hist. Einteilung:	Pleomorph	Alveolär	Embryonal	Undifferenziert (anaplastisch)
Zelltyp:	Unterschiedlich große polymorphe Zellen Eosinoph. Plasma	Große Zellen unscharfe Zellgrenzen azidophiles	Tennisschlägerform, spindelig bis rund- und kleinzellig eosinoph. Plasma	Nacktkernig kleinzellig Mitosenreich
Anordnung:	Unruhiges Bild manchmal bandförmig	Alveolär mit Septen	Herdförmig solide oder bandartig	Ohne organoide Strukturen
Querstreifung:	Häufig	Manchmal vorhanden	Selten	Sehr vereinzelt
Zellkern:	Oft mehrkernig plumpe Nukleolen pyknotischer Kern	Deutliche Nukleolen	Sehr unterschiedlich groß, chromatindicht selten Nukleolen	Klein, rund bis oval, chromatindicht, keine Nukleolen

Leiomyomatös	1,9%
Gemischt	53,8%
Anaplastisch	10,6%

Gemischtzellig bedeutet dabei weniger als 90% Prädominanz eines Zelltyps. Der Häufigkeit nach ergeben sich ***drei größere Gruppen:*** monomorph, gemischtzellig und anaplastischer Typ.
Wie weit die morphologisch unterschiedlichen Formen für die Prognose von Bedeutung sind, ist noch nicht gesichert. Es scheint so zu sein, daß dem ***anaplastischen Typ*** – analog zum Wilmstumor und dem monomorphen Typ [88] – eine ***schlechtere Prognose*** zukommt [28]. Möglicherweise gilt das auch für den monomorphen Typ [28].

6.5 Stadieneinteilung

Jede der großen amerikanischen RMS-Studien hat ihre eigene Stadieneinteilung. Obwohl die Unterschiede nicht groß sind, erschwert es die Beurteilbarkeit der Therapieergebnisse. Dies gilt besonders für die Grenzfälle, die dann in unterschiedlichen Gruppen eingeordnet sind. Am Memorial Sloan-Kettering Cancer Center (MSKCC) [12] und in der IRS-Studie [28], werden 4 Stadien unterschieden. Am St. Judes Children-Research Hospital (SJCRH) [31] verwendete man drei Gruppen zur Stadieneinteilung.

Tabelle 6.2. Stadieneinteilung für das Rhabdomyosarkom

		St. Judes-Children's Research Hospital (SJCRH) [31]
Stadium I		Lokalisiert, Tumor komplett entfernt
Stadium II		Regional, angrenzendes Gewebe oder lokale oder regionale Lymphknoten befallen.
	A:	Erkennbarer Tumor komplett entfernbar
	B:	Erkennbarer Tumor nicht oder nur teilweise resezierbar
Stadium III		Generalisiert
	A:	Metastasen, aber ohne Knochenmarksbefall
	B:	Fernmetastasen und Knochenmarksbefall
		Memorial Sloan-Kettering Cancer Center (MSKCC) [12]
Stadium I		Lokalisiert, Tumor komplett entfernt, regionale Lymphknoten nicht befallen
	A:	Ränder eindeutig mikroskopisch frei
	B:	Ränder nicht eindeutig mikroskopisch frei
Stadium II		Tumor infiltriert angrenzende Strukturen, inkomplett entfernt, regionale Lymphknoten nicht beteiligt
Stadium III		Tumor infiltriert angrenzende Strukturen, inkomplett entfernt, regionale Lymphknoten befallen
Stadium IV		Fernmetastasen nachweisbar
		Intergroup Rhabdomyosarcom Study (IRS) [28]
Gruppe I		Lokalisiert, komplett entfernt (makroskopisch und mikroskopisch). Regionale Lymphknoten nicht befallen
	a)	Beschränkt auf Ursprungsmuskel oder -organ
	b)	Tumor infiltriert angrenzende Strukturen
Gruppe II	a)	Lokalisiert, Tumor makroskopisch entfernt, aber mikroskopisch noch Tumorreste vorhanden; kein klinischer oder mikroskopischer Anhalt für regionalen Lymphknotenbefall
	b)	Lokalisiert. Tumor komplett entfernt, regionale Lymphknoten befallen und auch komplett entfernt
	c)	Regionale Erkrankung mit Befall der regionalen Lymphknoten, makroskopisch entfernt, aber mikroskopisch noch Tumorreste vorhanden
Gruppe III		Inkomplette Resektion oder Biopsie mit makroskopischen Tumorresten
Gruppe IV		Metastasen nachweisbar
		Gesellschaft für pädiatrische Onkologie (GPO)
Stadium I		Tumor komplett entfernt (makroskopisch und mikroskopisch) Regionale Lymphknoten nicht befallen
Stadium II	A:	Tumor makroskopisch entfernt, erreicht mikroskopisch den Resektionsrand, regionale Lymphknoten nicht befallen
	B:	Tumor makroskopisch entfernt, mikroskopisch frei oder noch Tumorreste vorhanden, regionale Lymphknoten befallen und entfernt
Stadium III		Inkomplette Resektion mit makroskopischen Tumorresten, mit oder ohne regionalen Lymphknotenbefall
Stadium IV		Metastasen bei Erkrankungsbeginn nachweisbar

Das TNM-System ist noch nicht gebräuchlich. In Tabelle 6.2 sind die verschiedenen Stadieneinteilungen aufgeführt. ***Stadium IV*** bedeutet ***lokalisierter*** und komplett resezierter Tumor ***ohne Lymphknotenbefall.*** Sowohl die MSKCC-Studie, als auch die IRS-Studie unterteilen nochmals in I A und I B in der Weise, daß in der IRS berücksichtigt wird, ob die Tumorausdehnung auf das Ursprungsorgan beschränkt war oder nicht. I A/I B in der MSKCC-Studie bedeutet, ob die Tumorränder mikroskopisch eindeutig beurteilbar waren oder nicht.

Stadium II: Der Tumor ist ***bis auf anzunehmend mikroskopische Reste entfernt.*** Während II A in der SJCRH eine Lymphknotenbeteiligung einschließt, wenn die befallenen Lymphknoten auch mit reseziert worden sind, wird eine ***Lymphknotenbeteiligung*** in der IRS- und der geplanten GPO-Studie bei Resektion ***dem Stadium II B zugeordnet*** und ***II A bedeutet keine Lymphknotenbeteiligung.*** Die MSKCC macht hier keine Unterscheidung; wenn ein Befall der Lymphknoten nachgewiesen wird, so werden die Patienten dem Stadium III zugeordnet.

Stadium III in der SJCRH-Studie bedeutet ***generalisierte Ausbreitung.*** Bei Diagnosestellung war ***III A ohne Knochenmarksbeteiligung*** und ***III B mit Knochenmarksbeteiligung.*** Dagegen ist das Stadium III bei den anderen drei Gruppen als inkomplette Resektion mit Verbleib makroskopischer Tumorreste definiert.

Stadium IV bedeutet in den drei Gruppen ***generalisiertes Krankheitsstadium*** bei Diagnosestellung.

Die Stadieneinteilung in 4 Stadien erscheint am sinnvollsten und wurde daher auch für die GPO-Studie eingeführt. Die Stadieneinteilung erhält durch den Trend der chemo- und radiotherapeutischen Vorbehandlung neue Aspekte. Die Stadien I, II A und B entstehen beim Versuch des primär chirurgischen Vorgehens, dem Stadium III müßten alle nur durch Biopsie diagnostizierte Tumoren, die nicht primär chirurgisch angegangen worden sind, zugeordnet werden, z. B. Orbita, Blase, Prostata usw.

6.6 Häufigkeit der Stadien

Die Stadieneinteilung hat sich sowohl erkenntnistheoretisch als auch klinisch-therapeutisch bewährt.

Tabelle 6.3. Lokalisation, Stadium und Häufigkeit der RMS

	Total (%)	I	II	III	IV	
Kopf - Hals	25-30	10	25	60	5	
Auge	5-10	10	15	60	5	
Extremitäten	20	25	35	15	25	
Urogenitalsystem	20	40	30	15	15	
Becken alleine	(-)	0	40	40	20	
Stamm	5-10	20	20	25	25	
Abdomen: (retroperitoneal, gastrointestinal)	10	-	25	70	5	
Total (%)	100	18	22	40	20	(308 Patienten IRS)

Prognose

Auf die genaue Erfassung der Tumorausdehnung ist bei Diagnosestellung allergrößter Wert zu legen. Nach den Auswertungen der IRS I an 308 Patienten [23] fanden sich im Stadium I 16%, im Stadium II 28%, im Stadium III 36%, im Stadium IV 20%. Stadium I und II machen zusammen 44% aus (Tabelle 6.3). Da sich Stadium III und IV nochmals prognostisch signifikant unterscheiden, kann man quasi von drei Risikogruppen in bezug auf die Stadieneinteilung ausgehen. Eine Ausnahme machen RMS der Extremitäten, die eine stadienunabhängige schlechtere Prognose besitzen. Nach der IRS I-Studie ergeben sich folgende Beziehungen zwischen Stadium und 3 Jahre rezidivfreiem Überleben:

Stadium I	79 Patienten	83% NED	
Stadium II	143 Patienten	66% NED	→ II A 80% → II B 50%
Stadium III	165 Patienten	57% NED	
Stadium IV	53 Patienten	29% NED	

(NED = No evidence of disease)

6.7 Lokalisation

Die RMS treten mit gewisser Bevorzugung an bestimmten Orten des Körpers auf (Tabelle 6.3.). So finden sich ca. 40% im Hals-Kopf-Bereich, ca. 30% am Stamm und den Extremitäten, ca. 20% im Urogenitalbereich und 10% verteilen sich auf die übrigen Körperregionen. Die verschiedenen Lokalisationen lassen die RMS schwer in ein einheitliches Behandlungsschema bringen. Die Tumorlokalisation schreibt häufig die Strategie der Behandlung vor und es wäre auch gerechtfertigt, den Ort der Manifestation und nicht das Stadium der Erkrankung als Richtschnur der Therapie zu wählen. Trotzdem gehen die bisherigen Therapiestudien prinzipiell nach der Stadieneinteilung vor und betrachten spezielle Lokalisationen wie Orbita und Extremitäten gesondert. Bestimmte Lokalisationen wie z. B. Nasopharynxbereich bestimmen das zeitliche Vorgehen von Chirurgie, Radio- und/oder Chemotherapie von vornherein.

Bedeutung der Metastasierung

Es ist unklar, ob gewisse Lokalisationen zur Entstehung maligner Typen von RMS neigen (z. B. Extremität, Prostata) oder ob diese speziellen Lokalisationen zu früheren und/oder leichteren Metastasierung führen und dadurch die schlechtere Prognose bestimmter Lokalisationen resultiert. Nach neuerer Auffassung sind es wohl eher die Metastasierungsart und -wege, denen die größere Bedeutung zukommt [28]. Als Beispiel seien hier die Orbita-RMS und Extremitäten-RMS genannt. Während bei den Orbita-RMS bei alleiniger Radio- und Chemotherapie 85–90% [22] Heilungschancen bestehen, sind die Extremitäten-RMS trotz radikal-chirurgischen Vorgehens und intensiverer Chemo- und Radiotherapie bis heute mit einer schlechteren Prognose belastet [34]. Von einigen Autoren [9, 20, 34] wird darauf hingewiesen, daß zur Zeit der Diagnosestellung eine stärkere Disseminierung bei Extremitäten-RMS vorliegt als vermutet wird. Die ***RMS der Extremitäten*** haben eine ***höhere Neigung zu Knochenmarks-, ZNS- und Lymphknotenbefall.*** Die Inzidenz des Lymphknotenbefalls bei Orbita-Tumoren liegt in der IRS I-Studie bei 0%, die der Extremitäten bei 17% [34]. Von anderer Seite [9] wird die Lymphknotenbeteiligung bei den RMS der Extremitäten sogar bis 50% angesetzt.

Man hat bisher dem alveolären Subtyp eine schlechtere Prognose zugeschrieben [44], und da dieser histologische Typ sich häufiger bei den Extremitäten-RMS fand, sah man in dem alveolären Subtyp eine malignere Variante der juvenilen RMS. Im Widerspruch zu diesem Befund steht, daß der alveoläre Subtyp an anderer Lokalisation nicht mit einer schlechteren Prognose vergesellschaftet war. Neuere Untersuchungen [10, 19, 28] kommen daher auch zu dem Schluß, daß dem ***alveolären Typ keine schlechtere Prognose*** von vornherein zukommt.

Tabelle 6.4. Lymphknoteninzidenz bei Diagnosestellung in Abhängigkeit von der Lokalisation bei RMS [20]

Orbita	0 von 17 Patienten	= 0%
Hals und Kopf	2 von 62 Patienten	= 3%
Stamm	3 von 30 Patienten	= 10%
Urogenitaltrakt	10 von 52 Patienten	= 19%
Extremitäten	8 von 46 Patienten	= 17%
Paratestikulär	6 von 15 Patienten	= 40%

Bedeutung der Lymphknotenbeteiligung

Welchen Einfluß die primäre Lymphknotenbeteiligung auf die Prognose hat, läßt sich bei den paratestikulären RMS erkennen. Die Lymphknoteninzidenz liegt hier bei 40–50% [36, 26]. Aus den Zeiten alleiniger chirurgischer Behandlung gibt es Angaben über Langzeitremissionen bis zu 50% [26]. Es ist stark zu vermuten, daß die 50% geheilt wurden, die primär keine Streuung in die Lymphknotenbahnen aufwiesen. Nach den Auswertungen der IRS an 207 Patienten fanden sich in Beziehung zu Lokalisation verschiedene Lymphknoteninzidenzen bei Diagnosestellung (Tabelle 6.4). Da die Lymphknotenbiopsien nicht immer mit ausreichender Gründlichkeit durchgeführt worden sind, ist zu vermuten, daß die Inzidenz wahrscheinlich höher als angegeben zu veranschlagen ist.

6.8 Metastasierung

Abgesehen von der Tendenz der RMS, lokal zu rezidivieren [44, 13] erfolgt die Streuung in erster Linie ***über die abführenden Lymphwege und hämatogen*** in die Lunge, Knochen und Knochenmark, ins ZNS und in die Weichteile. Es werden auch Metastasen in der Pleura und im Myokard gefunden. So fanden Pratt et al. [33] 8 ***kardiale Metastasen*** von 23 autopsierten Fällen. Alle 8 Patienten hatten eine Knochenmarks- und Lungenmetastasierung vor ihrem Tod. Nach Auffassung dieser Autoren ist die Knochenmarksmetastasierung primär oder sekundär beim RMS Ausdruck eines aggressiveren Tumorwachstums. Okamura et al. [25] fanden unter 41 Patienten 10 mit ***Herzmetastasierungen.*** Auch hier hatten alle 10 Patienten eine Knochenmarksbeteiligung. Beim Auftreten eines RMS am Herzen ist auch an eine primäre Manifestation zu denken, da solche Tumoren beschrieben sind [38].

In 15–20% der Fälle finden sich primär generalisierte Prozesse. Extremitäten-RMS haben eine höhere Neigung zur ZNS-Metastasierung als andere Lokalisationen. Bei parameningealem Befall ist der Ausbreitungsweg per continuitatem und der ZNS-Befall dagegen eher Ausdruck eines lokalen Geschehens. Die ***Überlebenschancen*** von primär metastasierenden RMS sind ***äußerst schlecht.*** Okamura et al. geben von 83 Patienten nur 4 Langzeitüberlebende mit einer mittleren Beobachtungszeit von 94 Monaten an [25]. Durch die kombinierte, intensive Chemotherapie sind die Chancen, beim primär metastasierenden RMS Langzeitremissionen zu erzielen nur unwesentlich gestiegen; sie betrug z. B. 18% in der IRS I-Studie bei einer mittleren Beobachtungsdauer von 3½ Jahren [22]. Bei Metastasierungen unter der Therapie sind keine Dauerremissionen bekannt.

6.9 Therapie

6.9.1 Allgemeines

Aufgrund des biologischen Verhaltens der RMS gilt es, in möglichst kurzer Zeit das Tumorgeschehen lokal zu beherrschen und den Prozeß der Metastasierung, der in der Hälfte der Fälle bei Diagnosestellung stattgefunden haben muß, zu unterbinden. Die bestmögliche Therapie liegt heute im kombinierten Einsatz von Chemo-Radiotherapie und chirurgischem Vorgehen. Der Sitz des Tumors, die Ausdehnung und das Ansprechen auf die initiale Therapie bestimmen den zeitlichen Einsatz und die Intensität der drei genannten Möglichkeiten. Dabei spielt die multidisziplinäre Zusammenarbeit eine entscheidende Rolle.

Multidisziplinäres Vorgehen von Anfang an

Chirurg, Radiotherapeut und ***klinischer Onkologe*** sollten von Beginn an das Vorgehen ***in jedem einzelnen Fall gemeinsam*** festlegen. Die Fortschritte in der Behandlung der RMS sind erst durch die Kombination der drei grundsätzlichen Therapiemöglichkeiten erreicht worden. Keine der drei Therapiearten allein bringt bis heute ausreichend gute Langzeitergebnisse. Das Gewicht der einzelnen therapeutischen Maßnahmen muß nach Lokalisation, Ausdehnung und initialem Therapieverlauf festgelegt werden. Offene Fragen sind bis heute die absolut ***notwendige Höhe der Strahlendosis,*** die ***bestmögliche Kombination*** der bisher als

Offene Fragen

wirksam erachteten ***Zytostatika*** sowie der ***zeitlich sicherste Einsatz der chirurgischen Intervention.*** Probleme in der Behandlung der RMS sind vor allem Lokalisationen an den Extremitäten, parameningealer Sitz (Nasennebenhöhlen, Epipharynx und Mittelohr), sowie die RMS des Beckens und die Stadien IV bei Diagnosestellung.

6.9.2 Chemotherapie

Monotherapieversuche mit Zytostatika, die bis in die 50er Jahre zurückgehen, erbrachten Aussagen zur Empfindlichkeit der verschiedenen Zytostatika. Als erstes wirksames Medikament wurde Aktinomycin D (AMD) [39] erkannt. Es folgten Cyclophosphamid [30], Vincristin [42] und Adriblastin (ADR) [50]. In Tabelle 6.5 sind für die einzelnen Zytostatika ihre Ansprechrate bei Monotherapie aufgeführt. Methotrexat wurde beim Befall der Liquorräume zur Reduktion der Tumorzellzahl mit Erfolg gegeben [5]. Bei systemischen Gaben wurde es bisher nur in Kombination mit anderen Zytostatika verabreicht [16], so daß zur systemischen Monotherapie von MTX keine Aussagen vorliegen. Platinex als Monotherapie wurde bei einigen Patienten versucht. Vietti [48] berichtet über 6 Patienten, die 15 mg Cis-Platin über 5 Tage erhielten, ohne daß ein Ansprechen zu beobachten war. Im Rahmen der IRS [7] wurden 4 Patienten mit Rezidiv mit Cis-Platin in Dosen von 120 mg/m^2 behandelt, dabei wurden 2 komplette und 1 partielle Remission sowie Fortschreiten des Tumorwachstums bei einem Patienten beobachtet.

Mit der Einführung der ***kombinierten Zytostatikatherapie***

Tabelle 6.5. Ansprechraten für verschiedene Zytostatika als Monotherapie bei RMS

Zytostatika	Anzahl der Patienten	Ansprechrate (%) (CR + PR)	Anzahl der Patienten mit kompletter Remission (CR)	Anzahl der Patienten mit partieller Remission (PR)
VCR	32	59	2	17
Act. D	33	24	1	7
Cyclophosp.	55	54	5	11
Adriamycin	67	31	3	18
DTIC	18	11	0	2

von James et al. [17] mit AMD und Vincristin (VCR) wurden höhere und länger anhaltende Remissionen erzielt. Über Kombinationen von AMD und VCR berichteten auch Grosfeld et al. [14], die bei 12 von 18 Patienten länger anhaltende Remissionen erzielen konnten. Die Kombination von AMD, VCR und Cyclophosphamid (Cyc) wurden in unterschiedlichen Variationen an mehreren Zentren in den USA in den 60er Jahren versucht. Über erste Ergebnisse wurde dann Ende der 60er und Anfang der 70er Jahre berichtet [43, 32]. Während vor Einführung der Chemotherapie in ca. 10–20% Langzeitremissionen erzielt wurden, stiegen mit Einführung der Chemotherapie die Langzeitremissionsraten um das 3–4fache an.

Noch offene Fragen

Die ***kombinierte Chemotherapie in Verbindung mit chirurgischem Vorgehen und Radiotherapie*** führte zu dem jetzigen Stand der Behandlungsergebnisse. Die wirksamste Kombination anzugeben, ist schwierig, da die verschiedenen Behandlungsprotokolle und die Vielseitigkeit der RMS einen Vergleich erschweren. Unklar ist, ***wie hoch die Dosierungen der*** wirksamen ***Zytostatika*** sein müssen, um den bestmöglichen Effekt bei vertretbarer Toxizität zu haben. ***Wie lange die Behandlung*** der Stadien III und IV sein muß, ist ebenfalls eine offene Frage. ***Ob*** kombinierte ***Chemo- und Radiotherapie gleichzeitig vor Operation*** günstiger für die Beherrschung des Lokalrezidivs ist ***als die postoperative Nachbestrahlung*** bei präoperativer Chemotherapie ist nicht eindeutig geklärt. RMS der Extremitäten, des kleinen Beckens und parameningealer Sitz sind noch nicht optimal zu beherrschen. Ebenso ist das Stadium IV jeglichen Sitzes ein ungelöstes therapeutisches Problem. Hier muß in Zukunft nach neuen Kombinationen von Zytostatika gesucht werden. Zu fragen ist im Moment, ***ob die Zytostatika Cis-Platin, DTIC, VM 26, VP 16*** in Kombination mit den bekannt wirksamen Zytostatika zu ***einer Verbesserung*** beitragen können.

Die größten Erfahrungen in der Behandlung der kindlichen RMS werden derzeit in den IRS-Studien I und II gesammelt. Hier sind seit 1975 über 800 kindliche RMS eingegangen. Eigene Behandlungskonzepte besitzen das St. Judes Cancer Research Hospital (SJCRH) und das Sloan Kettering Memorial Cancer Center (SMKCC) in den USA. Es gibt auch nationale Studien in England und in Italien. Diese Studien laufen jedoch noch nicht so lange, daß auswertbare Resultate vorliegen könnten. Auch im Rahmen der SIOP (Societié internationale d' Oncology Pediatrique) wird eine Therapiestudie durchgeführt.

Aus der IRS I und II wissen wir, daß bei Stadium I Weglassen von Endoxan und Verkürzung der Chemotherapiedauer mit VCR und AMD auf 1 Jahr bisher zu keinen Unterschieden in den Ergebnissen geführt hat. Außerdem hat sich ergeben, daß bei Stadium III die Endoxan-Pulsgabe vorteilhafter ist als die kontinuierliche Gabe von Endoxan [22]. In der IRS II wurde bei Stadium III eine Adriblastinfrage gestellt. Die Kombination von VCR, Actinomycin und Cyclophosphamid + Adriblastin wurde mit der von VCR, Actinomycin und Cyclophosphamid verglichen. Es hat sich bisher kein signifikanter Unterschied zwischen beiden Therapiearmen ergeben [21]. Ein Vergleich mit der IRS I bei Stadium III, wo Endoxan kontinuierlich und in niedriger Dosierung gegeben wurde, zeigt einen signifikanten Unterschied zugunsten von IRS II, der größer ist als der Therapiearm ohne Adriblastin der IRS II, ***so daß die Kombination mit Endoxan und Adriblastin einen Gewinn bringen könnte.***

Ein Vergleich der IRS-Daten mit denen vom MSKCC ist nur beschränkt möglich. Stadium II bis IV sind in der MSKCC-Studie gleich behandelt worden. Zum anderen ist die Patientenzahl in dieser Studie klein. Der Unterschied von seiten der Chemotherapie liegt in einer intensiveren Initialbehandlung, wobei Anzahl der Medikamente, Dosis und zeitliche Gabe verstärkt sind. Außer den Zytostatika Vincristin, Cyclophosphamid, Actinomycin D und Adriamycin wurden in dem T6-Protokoll vom MSKCC zusätzlich Methotrexat und Bleomycin verwendet. Von 28 Patienten blieben hier 64% in kontinuierlich kompletter Remission bei einer mittleren Beobachtungszeit von 24 Monaten [12]. Nach der Stadieneinteilung befanden sich 9 Patienten im Stadium II, 12 Patienten im Stadium III und 7 Patienten im Stadium IV. Von 7 Extremitäten-RMS ist nur ein Patient in CCR 34 Monate nach Diagnosestellung geblieben. Für diese RMS hat also die Intensivierung der Initialtherapie keine besseren Langzeitergebnisse gebracht. Ein Unterschied zum IRS-Therapieplan besteht auch darin, daß die Radiotherapie mit dem T6-Protokoll gleichzeitig am MSKCC durchgeführt wird. Ob die gleichzeitig kombinierte Radio- und Chemotherapie günstiger ist und ob andererseits die Rate der Toxizität zunimmt, kann aus den Zahlen der MSKCC-Studie nicht sicher abgelesen werden. Faßt man in der IRS die Stadien II bis IV zusammen, so ergibt sich eine kontinuierlich komplette Remissionsrate von 50% bei einer Mindestbeobachtungszeit von 3 Jahren. Da die MSKCC-Studie nur eine mediane Beobachtungszeit von 24 Monaten besitzt, dürften die langfristigen Resultate für die Stadien II bis IV etwa gleich liegen.

Präoperative Therapie

Ein wichtiger Punkt ist die präoperative Vorbehandlung. Man muß fragen, wie hoch die Rate der kompletten Remissionen bis zum chirurgischen Eingriff bei alleiniger Chemotherapie oder bei kombinierter Radio-Chemotherapie ist und ob der Grad des Ansprechens auf die Vorbehandlung einen prognostischen Wert hat? Pratt vom SJCRH macht zur Frage des präoperativen Ansprechens folgende Angaben [31]: Bei 3 unterschiedlichen intensiven Therapieprotokollen konnten bei 19 von 78 Patienten bis zur Operation komplette Remissionen (CR) erzielt werden, bei 45 Patienten kam es zur partiellen Remission (PR), so daß insgesamt eine Ansprechrate von 82% bei einer Therapiedauer von 6 Wochen ermittelt werden konnte. Die Extremitäten-RMS zeigten eine höhere Ansprechrate (CR + PR: 11 von 12 Patienten) gegenüber den RMS des Urogenitaltraktes mit 7 von 10 CR + PR, wobei die CR-Rate bei den Extremitäten-RMS mit 6 von 12 gegenüber 1 von 10 bei den urogenitalen RMS deutlich erhöht war. Unter den 78 Patienten fanden sich 22 generalisierte Erkrankungen mit Knochenmarksbefall und 17 generalisierte Erkrankungen ohne Knochenmarksbefall. Die Patienten mit Knochenmarksbefall zeigten ein besseres Ansprechen auf die Chemotherapie als die ohne Knochenmarksbefall. Insgesamt war die Ansprechrate bei regionalen Erkrankungen jedoch besser als bei generalisiertem Auftreten. Hinsichtlich des histologischen Typs ergaben sich keine Unterschiede der Qualität des Ansprechens. Die höchste Rate an CR und PR fand sich bei Kindern zwischen dem 6. und 10. Lebensjahr. ***Die meisten Therapieversager fanden sich bei Patienten, die älter als 16 Jahre waren,*** und von der Lokalisation her gesehen bei Patienten mit Sitz des Tumors am Stamm. Zwei Drittel der Patienten mit PR erreichten durch zusätzliche präoperative Radiotherapie eine CR. Eine Beziehung zur Langzeitremission ließ sich zwischen Patienten mit kompletter Remission bei alleiniger Chemotherapie und bei Patienten mit partieller Remission, die durch zusätzliche Radiotherapie in eine komplette Remission kamen, nicht herstellen [31]. Teft [45] berichtet über 95 Patienten mit Stadium III, die eine alleinige präoperative Chemotherapie erhielten, 77 der 95 Patienten (=81%) zeigten eine komplette oder partielle Remission innerhalb von 8–9 Wochen. Fünfzehn von 95 (=16%) entwickelten unter der Chemotherapie ein lokales Rezidiv oder eine Ausdehnung des Tumorwachstums.

Voute und Vos [49] berichten über 18 Patienten, die nur Chemotherapie erhielten, davon waren 8 RMS im Urogenitalbereich, 10 in der Kopf-Hals-Region. Sieben der 18 Patienten sind in kompletter Remission mit einer medianen Beobachtungszeit von 27 Monaten geblieben. Fünf der 18 Patienten sind durch zusätzliches limitiertes chirurgisches Vorgehen ebenfalls in anhaltender Remission geblieben. Drei der 18 Patienten starben nach Entwicklung eines lokalen Rezidivs und nachfolgender Metastasierung und 3 Patienten starben an zerebralen Metastasen bei lokaler Kontrolle der primären Tumorregion.

Präoperative Therapie sehr wirkungsvoll

Aus diesen Untersuchungen ist zu entnehmen, daß die präoperative Chemotherapie bei nicht primär resezierbaren Tumoren eine hohe Ansprechrate hat, wobei in ***25–50%*** der Fälle mit einer ***kompletten Remissionsrate*** bei alleiniger Chemotherapie gerechnet werden kann [31, 45]. Bei vorausgehender Chemotherapie ist bei prä- oder postoperativer Radiotherapie auf die ursprünglichen Tumorgrenzen bei der Einstellung des Bestrahlungsfeldes zu achten. Die Dauer der Chemotherapie sollte für Stadium III und IV mindestens 12 Monate betragen. Pratt et al. [33] fanden unter 78 auswertbaren Patienten, daß die meisten Rezidive innerhalb von 6–16 Monaten auftraten. Auch in der IRS findet sich die größte Rezidivhäufigkeit bis zum 18. Monat nach Beginn der Behandlung. In der MSKCC-Studie kamen ebenfalls die meisten Rezidive innerhalb von 16 Monaten vor.

Die Schlüsse, die man aus den Ergebnissen der einzelnen Therapiepläne ziehen kann, sind folgende:

a) Eine stadienabhängige Therapie ist sinnvoll.
b) Die Kombination von VCR, AMD und Cyc hat sich bisher als am wirksamsten erwiesen.

c) ADR scheint einen zusätzlich verbessernden Effekt zu haben.
d) Die Pulstherapie ist wirksamer als die kontinuierliche Gabe von Endoxan.
e) Eine Verkürzung der Dauertherapie von 2 Jahren auf 1 Jahr ist für Stadium I und II ohne erhöhtes Risiko für Lokalrezidiv oder Metastasierung möglich.
f) Bei den Stadien III und IV sollte nach den bisherigen Erkenntnissen 12–18 Monate behandelt werden.
g) Für Stadium I ist eine sequentielle Therapie mit VCR und AMD für 1 Jahr ausreichend.
h) Für Stadium II sollte VCR, AMD und Cyc für 1 Jahr kombiniert mit Endoxan im Stoß gegeben werden.
i) Stadium III erfordert eine intensive Therapie mit VCR, AMD, Cyc und Adriblastin, sequential für mindestens 1 Jahr.
j) Beim Stadium IV können zusätzlich zur Therapie von Stadium III neuere Zytostatika wie Cis-Platin, DTIC oder VP-16 versucht werden.

6.9.3 Radiotherapie

Erfolge der alleinigen Strahlentherapie

Die ***Zunahme von Überlebenschancen und Lebensqualität*** ist ohne Zweifel auch eine Folge der verbesserten Radiotherapie der RMS. Die absolut notwendige Strahlendosis in Kombination mit der Chemotherapie ist eine wichtige Frage, da es gilt, das Risiko radiotherapeutischer Spätfolgen zu mindern. Vor Einführung der multidisziplinären Therapie galt es als sicher, daß zur lokalen Kontrolle der RMS mindestens 50–60 Gy benötigt werden [37]. Mit alleiniger Radiotherapie konnte z. B. ***bei den Orbitatumoren in 91%*** der Fälle [1] eine lokale Kontrolle erzielt werden, bei ***RMS im sonstigen Hals- und Kopfbereich in 40% und an anderen Lokalisationen*** in bis zu ***40% der Fälle*** [1]. Wie bereits erwähnt, können zwei Drittel der chemotherapeutisch vorbehandelten Patienten durch zusätzliche Radiotherapie von einer partiellen Remission in eine komplette Remission gebracht werden [31].
Jenkins und Souley [18] fanden ohne Chemotherapie, bei alleiniger chirurgischer und radiotherapeutischer Behandlung unter 45 Gy, bei Stadium III 11% Langzeitremissionen und bei chirurgisch- und radiotherapeutischem Vorge-

hen mit Dosen über 45 Gy 26% Langzeitüberlebende. In ***Kombination mit Chemotherapie*** erzielten sie dann 68% Langzeitremissionen, wenn die Strahlendosis über 45 Gy lagen.

In der IRS I-Studie wurden in Kombination mit Chemotherapie altersabhängige Strahlendosisbeziehungen nachgewiesen: Bei Kindern über 6 Jahre traten bei Dosen unter 40 Gy bei 5 von 15 Patienten Lokalrezidive auf, bei 45–50 Gy 2 von 23 und bei über 50 Gy 15 von 123 Patienten. Vor dem 6. Lebensjahr waren bei Dosen unter 40 Gy keine höheren Rezidivraten feststellbar [44]. Die Schwellendosis liegt bei diesen Angaben zwischen 40–50 Gy, das sind 10–20 Gy weniger, als zur Zeit der alleinigen Radiotherapie für notwendig angesehen wurde. Von Bartholomew et al. und Ortega [3, 27] wird darauf hingewiesen, daß unter 40 Gy Gesamtdosis zurückgegangen werden könnte. Die Senkung der Strahlendosis wäre gerade im Bereich der RMS des Hals und Kopfes und des Urogenitalbereiches besonders wünschenswert, da gerade hier mit Spätfolgen wie Wachstumsstörungen, Ureter-, Urethra- und/oder Rektumstenosen gerechnet werden muß.

Bei nachweislichem Befall der abführenden Lymphknoten sollten diese mitbestrahlt werden. Bei ***paratestikulären RMS*** ist in 40% der Fälle mit Befall der retroperitonealen Lymphknoten zu rechnen. Nach den Erfahrungen der IRS reichen hier 35 Gy, in 4 Wochen einbestrahlt, zur Behandlung aus.

Bei ***parameningealem Sitz*** der RMS muß ein breites Bestrahlungsfeld beachtet werden. Die Gefahr, daß sich Tumorzellen per continuitatem ausbreiten, ist hier hoch. Nach Untersuchungen der IRS-Studie bei 57 Patienten mit parameningealem Sitz kam es bei 20 Patienten (=37%) im Verlaufe der Behandlung zur meningealen Ausdehnung des RMS. Achtzehn der 20 betroffenen Patienten verstarben innerhalb von 12 Monaten [46]. In der IRS II-Studie wurde zunächst eine ***prophylaktische ZNS-Bestrahlung*** für alle parameningealen Lokalisationen eingeführt. Diese ZNS-Prophylaxe beinhaltete analog den akuten Leukämien eine Schädelbestrahlung von 24 Gy sowie i.th. Methotrexat-, Prednisolon- und Alexangaben. Die Ausdehnung der ZNS-Bestrahlung der IRS I-Studie steht im Wiederspruch zu anderen Literaturangaben. Nach Chan et al. [6] fanden sich unter 27 Patienten mit Tumoren gleicher

Lokalisation nur 2 ZNS-Infiltrationen. Unterschiede in der Therapie beider Behandlungsschemata lagen in der gleichzeitigen Bestrahlung mit Chemotherapie von Beginn an. Außerdem wurde im Nachhinein in der IRS-Studie festgestellt, daß 11 der 20 Patienten zu kleine Strahlenfelder oder zu niedrige Strahlendosen erhalten hatten. Nicht zu entnehmen ist aus der IRS-Studie auch, wie viele Lokalrezidive mit dem Auftreten der ZNS-Infiltration verbunden waren.

Wann ZNS-Behandlung

Bei gesicherter primärer Ausdehnung des Tumors auf Schädelknochen, Liquor, Hirnnerven oder dem ZNS selbst, sollte unbedingt eine solche ZNS-Behandlung mittels Schädelbestrahlung bis 30 Gy und i.th. Zytostatikagaben erfolgen. Eine ***prophylaktische ZNS-Bestrahlung*** bei nicht vorhandener Ausdehnung des Tumors auf Schädelknochen oder ZNS bei parameningealem Sitz ist nach dem bisherigen Kenntnisstand ***nicht gerechtfertigt.***

Für die RMS ***im Hals- und Kopfbereich*** sollte die Strahlendosis bei kombinierter Therapie mit Zytostatika bei Kindern unter 5 Jahren zwischen 40 und 45 Gy liegen. Bei älteren Kindern sollten 45 bis 50 Gy in 4–5 Wochen einbestrahlt werden.

Die ***Extremitäten-RMS*** sind in jeglichem Alter mit mindestens 50 Gy in 5–6 Wochen zu bestrahlen.

Andere Überlegungen sind beim Sitz der RMS ***im Bereich von Vagina und Prostata*** zu berücksichtigen. Flamant et al. [11] berichteten über 8 Patientinnen, die mit alleiniger Radiotherapie mittels lokaler Implantation von Ind.^{192} behandelt wurden. Sieben der 8 Patienten sind im Mittel 4 Jahre ohne Rezidiv geblieben. Die Höhe der Dosen lag bei 60–70 Gy. Auch ***bei RMS der Prostata*** sind die ersten Behandlungsversuche in dieser Richtung gemacht worden [12]. Eine generelle bindende Aussage ist zu diesen neueren Therapiebestrebungen bis jetzt bei dieser Lokalisation nicht möglich.

6.9.4 Chirurgische Behandlung

Die Chirurgie spielt trotz Chemotherapie und Radiotherapie weiterhin eine große Rolle in der Behandlung der RMS, so daß sich generell folgende Punkte aufführen lassen:

a) Überall da, wo der Tumor ohne funktionellen oder schweren kosmetischen Verlust primär operabel erscheint, sollte das chirurgische Vorgehen an erster Stelle stehen.
b) Nach Möglichkeit sollte jedoch primär nicht mehr verstümmelnd operiert werden.
c) In all den Fällen, in denen trotz Vorbehandlung mit Chemotherapie und Radiotherapie bei lokalem Geschehen der Tumor nicht zu beseitigen ist, muß unter Inkaufnahme von funktionellen und/oder kosmetischen Verlusten radikal chirurgisch vorgegangen werden.
d) Der Chirurg hat mit der genauen Erfassung der Tumorausdehnung bei allen primären und sekundären Biopsien und Resektionen den allergrößten Anteil an der Entscheidung des weiteren chemo- und radiotherapeutischen Vorgehens.
e) Spezielle Indikationen zum chirurgischen Vorgehen im Verlauf der Behandlung können sich ergeben (z.B. die vorübergehende Verlagerung germinaler Organe zum Schutz vor Strahlenbelastung).

Je nach Lokalisation der RMS ergeben sich nochmals unterschiedliche chirurgische Aspekte.

Orbitatumor

Hals- und Kopfbereich. Hier ist heute meistens nur ein ***beschränktes chirurgisches Vorgehen*** angezeigt. Probebiopsie mit Lymphknotenrevision im Abflußgebiet oder bei zweifelhaften klinischen Befunden nach initialer Chemotherapie und Radiotherapie oder die Entfernung von Tumorresten oder Biopsien aus den Randgebieten des ursprünglichen Tumorgeschehens sind die Indikationen zum chirurgischen Eingreifen. ***RMS der Orbita sollten nicht primär radikal chirurgisch angegangen werden.*** Die Orbita-RMS sind äußerst selten primär mit Lymphknotenbeteiligung vergesellschaftet [20].

Stamm und Extremitäten

Stamm und Extremitäten. Das radikalchirurgische Vorgehen hat bei den Extremitäten-RMS gegenüber der ***lokalen weiten Exzision*** im Gesunden und nachfolgender Bestrahlung keine Vorteile gebracht [34, 9]. Die Metastasierungsrate ist gleich hoch, so daß eine weite Exzision im Gesunden (2–3 cm Rand) und die regionale Lymphknotenresektion ***mit Probebiopsien aus den weiter zentral liegenden***

Lymphknotenstationen notwendig sind. Die Amputation kann bei unglücklichem Sitz – Hüft- und Schultergelenk – primär oder sekundär nach Vorbehandlung notwendig werden. Am Stamm ist häufig ein primär chirurgisches Vorgehen ohne verstümmelnde Folgen möglich. Das Tumorwachstum liegt meist ***im Interkostalbereich,*** so daß die ***Mitresektion der angrenzenden Rippen*** notwendig ist. Im Bereich der oberen Thoraxapertur ist eine primäre Radio-Chemotherapie vorzuziehen. Strahlenbelastungen der Lunge können durch einen vorübergehenden artefiziellen Pneumothorax gemindert werden [9].

Urogenitalbereich. Die mit ca. 20% Häufigkeit vorkommenden RMS im Urogenitalbereich, einschließlich der paratestikulären Lokalisation, sind ohne chirurgisches Vorgehen nicht beherrschbar. Bei paratestikulärem Sitz steht das chirurgische Vorgehen an erster Stelle. Mittels Schnellschnittuntersuchung kann in gleicher Sitzung die Orchidektomie durchgeführt werden, außerdem ist eine systematische Revision der regionalen Lymphknoten der 1. und 2. Station (inguinal und parailiakal) notwendig. Dies geschieht am besten in gleicher Sitzung, extraperitoneal von einem Leistenschnitt aus. Eine Beteiligung des Skrotum erfordert die Hemiskrotektomie, und die Revision der paraaortalen Lymphknoten transabdominal. Vor 1960 starben alle Patienten mit Lymphknotenbeteiligung bei paratestikulärem Sitz [26]. Es gibt Berichte [47], daß bei paratestikulären RMS mit Lymphknotenbeteiligung ohne Lymphknotendissektion und ohne Nachbestrahlung Langzeitremissionen erzielt wurden, sofern zusätzlich chemotherapiert wurde. Da die genaue Erfolgsrate jedoch unbekannt ist, sollte eine Revision und/oder Dissektion stattfinden und bei positivem Lymphknotenbefall nachbestrahlt werden.

Funktionserhaltendes Vorgehen

Blase, Prostata, Vagina: Vor Einführung der multidisziplinären Therapie waren RMS dieser Lokalisation nur durch ausgedehnte chirurgische Eingriffe, wie anteriore, posteriore oder totale Exenteration beherrschbar. Trotzdem lagen die ***Langzeitergebnisse unter 20%.*** Mit der erfolgreichen Einführung der kombinierten Therapie hat sich auch hier die Frage des funktionserhaltenden chirurgischen Vorgehens gestellt. Von verschiedener Seite konnte in den letzten Jahren gezeigt werden, daß ein funktionserhaltendes chir-

urgisches Vorgehen die Überlebenschance nicht vermindert.
Die Frage der Intensität des chirurgischen Vorgehens ist für diese Gruppe der RMS noch nicht gesichert. Ein Vergleich der IRS-Zahlen zu diesem Problem soll das verdeutlichen:
In der IRS I-Studie sind 42 von 64 Patienten (=65%) bei dem genannten Sitz ohne Nachweis des Rezidivs oder Metastasierung geblieben, bei einer Beobachtungszeit von mindestens 3 Jahren. In dieser Gruppe wurden 55,6% Zystektomien durchgeführt, die lokale Rezidivrate lag bei 9%.
Im Vergleich dazu finden sich in der IRS II-Studie 30 von 44 Patienten (=68%) ebenfalls in ununterbrochener kontinuierlicher Remission. Dabei wurden nur in 38% der Fälle Zystektomien durchgeführt. Während in der IRS I mehr radikalchirurgisch vorgegangen wurde, fand in der IRS II-Studie eine präoperative Chemotherapie statt und es wurde anschließend weniger radikal operiert. Das Ergebnis der kompletten anhaltenden Remission ist gleich hoch [35].
Die Beobachtungszeit in der IRS I beträgt mindestens 5 Jahre und in der IRS II mindestens 2 Jahre, so daß möglicherweise die Rezidivrate der IRS II-Studie noch absinken könnte. Sicherlich rechtfertigt das Ergebnis der IRS II mit 17,6% weniger Zystektomien das präoperativ chemotherapeutische Vorgehen, jedoch macht der Vergleich die Bedeutung des chirurgischen Anteils deutlich. Inwieweit eine intensivere präoperative Chemotherapie als in der IRS I und IRS II die Chancen für ein begrenztes chirurgisches Vorgehen erhöht, muß abgewartet werden.
In der laufenden SIOP-Studie [10] wird die Effektivität einer gleichzeitigen Chemo- und Radiotherapie geprüft.
Auch ist im Moment die Frage nicht klar zu beantworten, welchen Einfluß in der präoperativen Phase die Zeit und der Grad der Response auf die Gesamteffektivität hat. Mit alleiniger Chemotherapie konnten in der IRS II-Studie nur in 15% der Fälle mikroskopisch komplette Remissionen erzielt werden [45]. Den gleichen Prozentsatz fand auch Pratt [31] bei 5 von 34 Patienten (=14,7%) mit Becken-RMS.

Becken-RMS

Die Resektion der Beckenlymphknoten sollte stets miterfolgen und sie ist nicht mit einer erhöhten Morbidität oder Funktionsstörung verbunden [9]. Von der ***Prostata***

ausgehende RMS schienen bisher mit einer schlechteren Prognose belastet zu sein. In der IRS I-Studie konnte bei 22 von 25 Patienten (=88%), bei einer Beobachtungszeit von 3 Jahren, eine kontinuierlich komplette Remission erzielt werden. Vierzehn der 22 Patienten hatten allerdings eine Exenteration als initiale Therapie erfahren. In der IRS II sind 8 von 17, d.h. 47%, median 75 Wochen Beobachtungszeit ohne Nachweis eines Rezidivs geblieben [35]. ***RMS der Vagina*** haben eine gute Prognose [35]. Hier sind Teilresektionen mit nachfolgender Bestrahlung und Chemotherapie vertretbar. In der IRS II sind 5 von 5 Patienten median 1 Jahr in ununterbrochen kompletter Remission [50]. Eine abdominelle Exploration zum Staging und zur Lymphknotenresektion wird empfohlen [9]. Ist die Blase involviert, sollte präoperativ chemotherapiert und nachfolgend erhaltend operiert werden.

Chirurgische Leitlinien

Zusammenfassend läßt sich das chirurgische Vorgehen bei den RMS nochmals kurz definieren: Alle nicht ohne Funktionsverlust oder verstümmelnde kosmetische Folgen resezierbaren RMS sollten zuerst einer chemo- und/oder radiotherapeutischen Vorbehandlung unterzogen werden und nur, wenn dadurch keine ausreichende Rückbildung zu erzielen ist, sollte radikal operiert werden.

6.9.5 Kombinationstherapie

Wie aus dem bisher Gesagten deutlich geworden ist, besteht die moderne Therapie des RMS in der Kombination von Chemotherapie, Radiotherapie und Chirurgie. Tabelle 6.6. faßt einige wesentliche Richtlinien zusammen. Die Abb. 6.1–6.4 zeigen die grundsätzlichen Prinzipien der 3 amerikanischen Therapiestudien und der laufenden GPO-Studie. Aus dem Dargestellten wird auch deutlich, daß eine für das einzelne Kind ***adäquate Therapie nur noch in Zentren möglich*** ist, die ein Team der verschiedenen notwendigen Fachdisziplinen besitzen. Es muß deutlich ausgesprochen werden, daß auch die Chemotherapie nur noch von pädiatrisch-onkologischen Spezialabteilungen durchgeführt werden soll, da das therapeutische Risiko hoch ist, und die Verhinderung von therapiebedingten schweren Komplikationen oder gar Todesfällen nur dort weitgehend möglich ist.

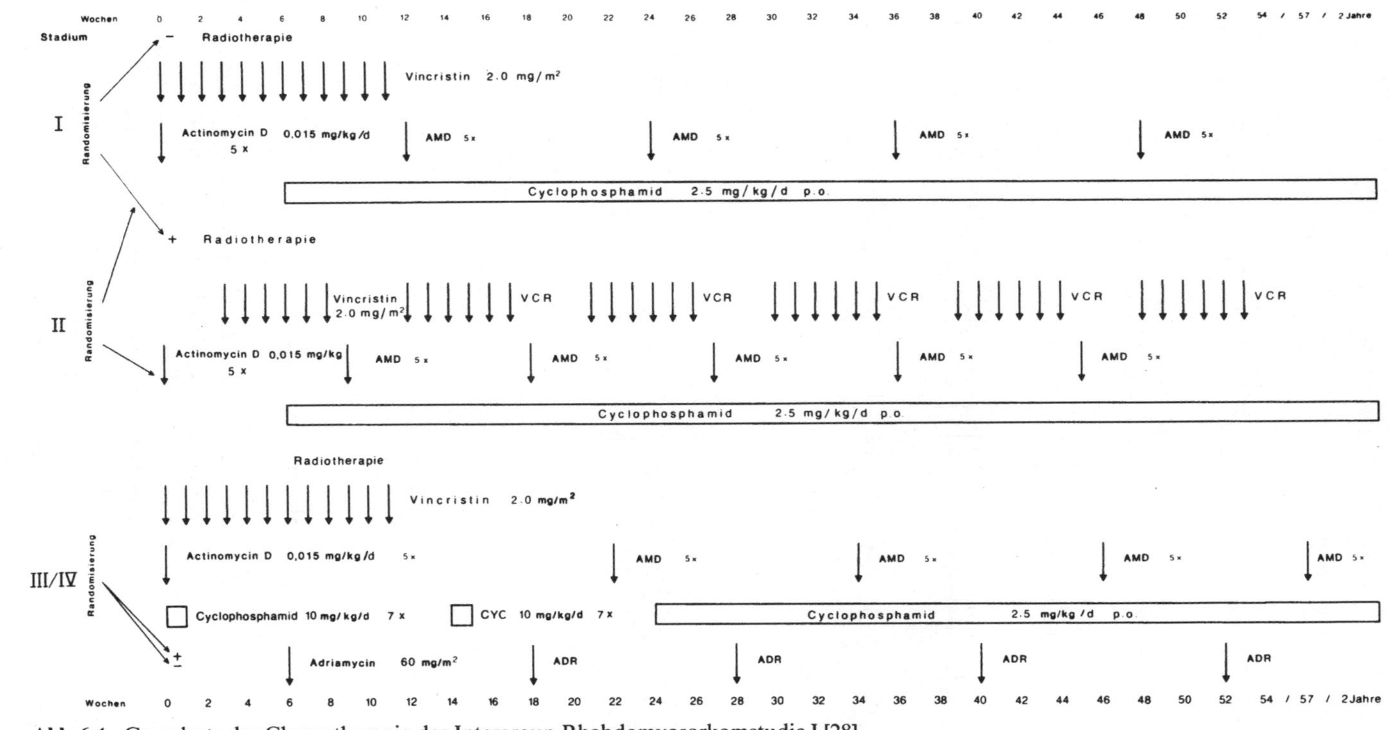

Abb. 6.1. Grundsatz der Chemotherapie der Intergroup Rhabdomyosarkomstudie I [28]

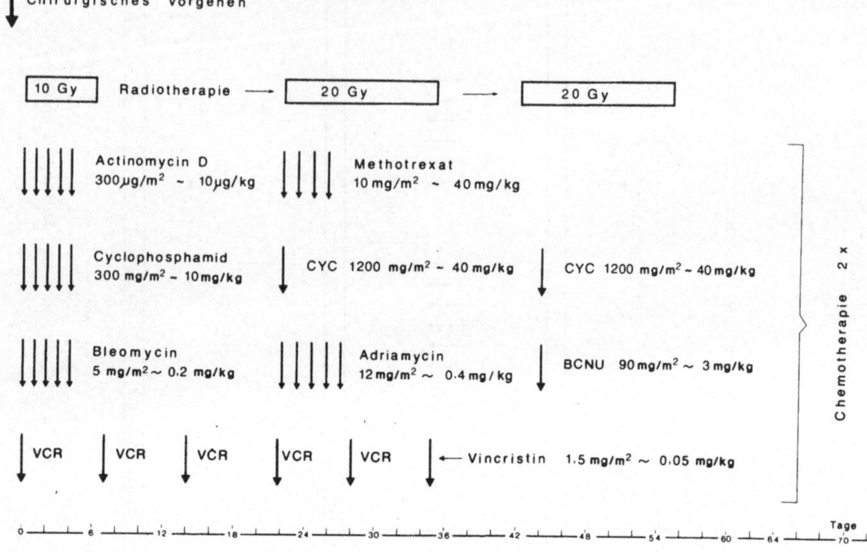

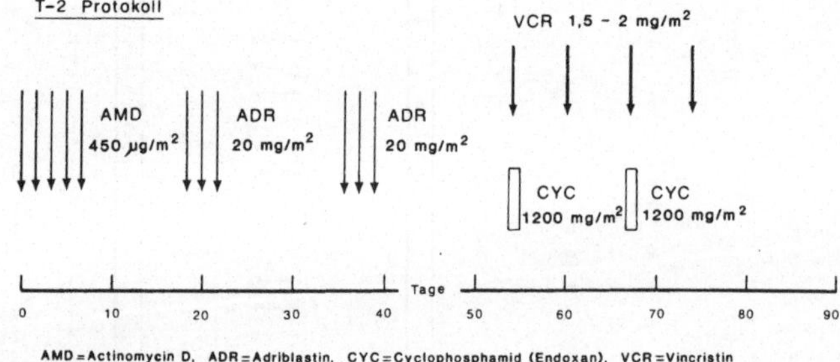

Abb. 6.2. Therapieplan des MSKCC für das Rhabdomyosarkom [12] *(oben);* anschließend für 2 Jahre *(unten)*

6.10 Zusammenfassung

Die Behandlungsergebnisse der kindlichen RMS haben sich in den letzten 10 Jahren entscheidend gebessert. Trotzdem sind eine Reihe von Problemen ungelöst. Ein ***differenziertes Vorgehen,*** je nach Sitz, Tumorausdehnung, Alter und histologischem Typ (anaplastisch) ist ***notwendig.*** Die kontinuierliche Zusammenarbeit von onkologischen Pädiatern, Chirurgen, Radiotherapeuten und Pathologen ist Voraus-

Protokoll 1

		1	2	3	4	5	6	7	8	9	10	11	12	13	14	15	16	17	18	
VCR	1,5 mg	I	I	I	I	I	I	I	I	I	I		I		I		I		I	
Cycl.	300 mg/m²	I	I	I	I	I	I	I	I	I	I		I		I		I		I	→ bis 78. Woche
AMD	0,4 mg/m²	I	I	I	I	I	I						I						I	

Protokoll 3

		1	2	3	4	5	6	7	8	9	10	11	12	13	14	15	16	17	18	19	20	21	22	23	24	
Cycl.	300 mg	I	I			I	I			I	I			I	I			I	I							
ADR	25 mg	I	I			I	I			I	I			I	I			I	I							
VCR	1,5 mg			I	I			I	I			I	I			I	I				I		I		I	bis
AMD	0,4 mg			I	I			I	I			I	I			I	I				I		I		I	78. Woche

Abb. 6.3. Therapieplan des SJCRH für das Rhabdomyosarkom [31]

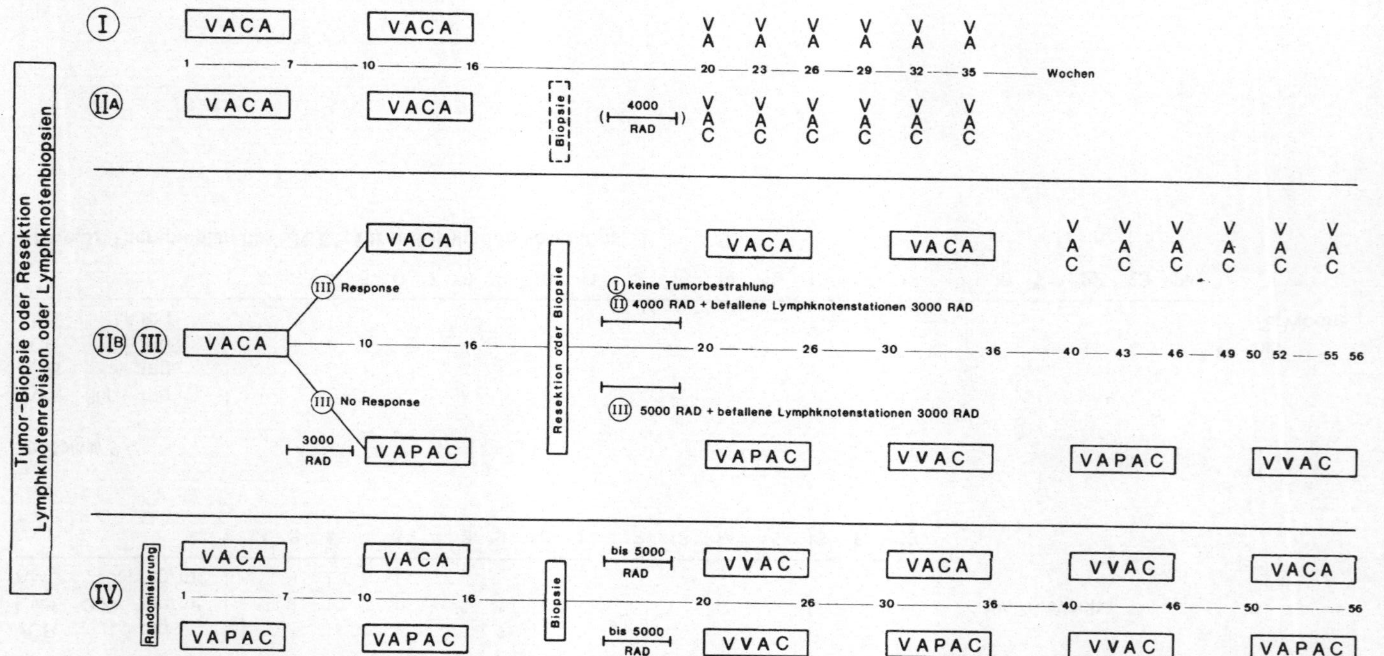

Abb. 6.4. Therapieplan *(oben)* und Medikamentendosierung *(s. S. 129)* der Weichteilsarkomstudie CWS 81 der Gesellschaft für pädiatrische Onkologie. VCR = Vincristin, AMD = Actinomycin D, ADR = Adriblastin, CYC = Cyclophosphamid (Endoxan), CPL = Cis-Platinum (Platinex), VP-16 = Vepesid

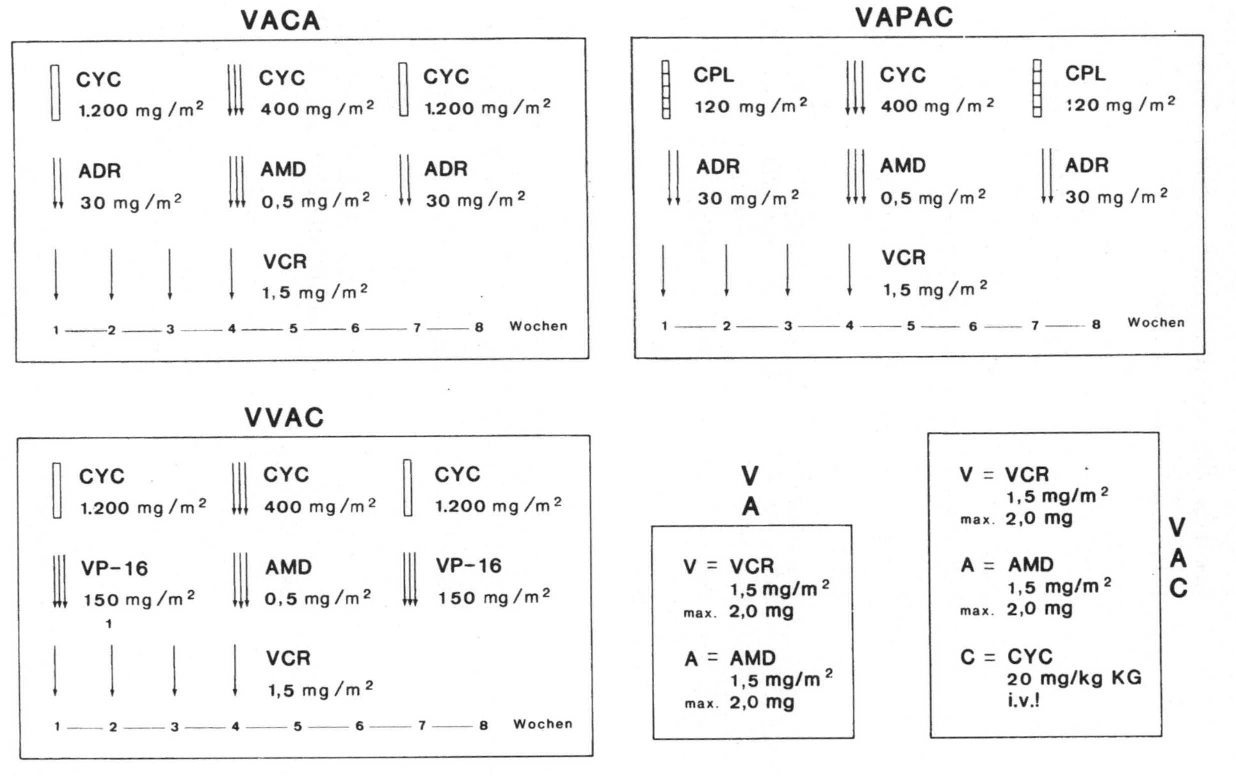

Medikamentendosierung der Weichteilsarkomstudie CWS 81

Tabelle 6.6. Allgemeine Richtlinien der RMS-Behandlung

Lokalisation	Chirurgisches Vorgehen	Bestrahlung	Chemotherapie
Kopf – Hals*	Biopsie (evtl. prim. OP)	40 Gy (nach Alter) großes Feld	Nach Stadium, meist III
Auge	Biopsie	40 Gy	meist III
Extremität	Primäre radikale Operation	> 50 Gy	III
Stamm	Primäre oder second Look OP, je nach Sitz	40–50 Gy	I, II oder III
Intrathorakal Adbomen (retroperitoneal)	Primäre oder second look OP	40 Gy weites Feld, Aufsättigung	Nach Stadium, meist III
Becken	Biopsie und second look OP	40 Gy	Nach Stadium, meist III
Paratestikulär	Primäres chirurgisches Vorgehen + Lymphadenektomie	Evtl. paraaortal	Nach Stadium, meist I oder II

setzung für die optimalste Therapie. Die Erfassung der Tumorausdehnung bei Diagnosestellung ist genauestens und nicht überstürzend durchzuführen. Im Einzelfall muß nach gründlicher Beratung der vier genannten Fachvertreter das zeitliche Vorgehen und die Intensität der Therapie festgelegt werden.

Aufgaben klinischer Forschung sind vor allem, verbesserte Chemotherapiekonzepte für Stadium III/IV sowie für die Extremitäten-RMS zu finden und den Einsatz der Radiotherapie durch verbesserte Chemotherapie zu senken.

Literatur

1. Ashton N, Morgan C (1965) Embryonal sarcoma and embryonal rhabdomyosarcoma of orbita. J Clin Path 18: 699–714
2. Bailey WC, Holaday WJ, Kontras SB, Clatworthy WW Jr (1961) Rhabdomyosarcoma in childhood. Arch Surg 82: 943–949
3. Bartholomew ThH, Gonzales ET, Starling KA, Horberg FS (1979)

Changing concepts in management of pelvic rhabdomyosarcoma in children. Urology Vol XIII No 6: 613–616
4. Bodian M (1964) Die Pathologie der bösartigen Geschwülste im Kindesalter. Pädiatrische Fortbildung Prax Vol 13: 1–12. Karger, Basel New York
5. Carli M (University of Padova) Personal comunication
6. Chan RC, Sutow WW, Lindberg RD (1979) Parameningeal rhabdomyosarcoma. Radiology 131: 211–214
7. Christ W IRS-Study General Meeting April 1981 Chicago (nicht veröffentlicht)
8. Enterline HT, Horn RC Jr (1958) Alveolar rhabdomyosarcoma: A distinitive tumor type. Am J Clin Path 29: 356–366
9. Exelby PhR Surgery of soft port sarcoma in children (in press)
10. Flamant F, Rodary C (1982) Rhabdomyosarcoma trial. SIOP Meeting 15.–19.9. 81, Marseille Ped Oncel Exc Med
11. Flamant F, Chassague D, Cosset JM, Gerboulet A, Lemerle J (1979) Embryonal rhabdomyosarcoma of the vagina in children. Eur J Cancer 15: 527–532
12. Ghavini F, Exelby Ph, Jereb P, Scott BF, Kosloff C (1979) The multidisciplinary treatment of advanced stages of embryonal rhabdomyosarcoma in children. Presented at the CCIRC Symposium on sarcomas of soft tissue and bone in childhood. Orlando, Florida Jan 25.–27.
13. Green DM, Jaffee N (1978) Progress and controversy in treatment of childhood rhabdomyosarcoma. Cancer Treatment Reviews 5: 7–27
14. Grosfeld JL, Clatworthy HW Jr, Newton WA Jr (1969) Combined therapy in childhood rhabdomyosarcoma: An analysis of 42 cases. J Pediatr Surg 4: 637–645
15. Harms D Pathologie der Weichteilsarkome. Vortrag auf der 17. Tagung der Gesellschaft für Pädiatrische Onkologie 23.5. 1981
16. Hoffman WW, Baird SS (1976) A rare tumor of spermatic cord: Rhabdomyosarcoma. Rocky Mt Med J 73: 91
17. James DH, Hustu O, Fleming JD, Pinkel D (1966) Concurrent chemotherapy with Dactinomycin and Vincristin sulfate. J Am Med Assoc 197: 1043–1045
18. Jenkins D, Sonley M (1980) Soft tissue sarcomas in the young. Cancer 46: 621–629
19. Koh SJ, Warren WJ (1980) Antimyosin and antirhabdomyosinblast Sera: Their use for diagnosis of childhood rhabdomyosarcoma. Arch Path Lab Med 104: 118–122
20. Lawrence W, Haß DM, Moon ThE (1977) Lymphatic metatasis with childhood rhabdomyosarcoma. Cancer 39: 556–559
21. Maurer HM IRS-Study. General Meeting Chicago April 1981 (nicht veröffentlicht)
22. Maurer HM et al. (1983) Intergroup Rhabdomyosarcoma Study (IRS)-II. Preliminary report 19. ASCO-Meeting, San Diego. Proceedings Vol 2, p 70
23. Maurer HM, Moon Th, Donaldson M, Fernandez C, Gehan E, Hammond D, Hays DM, Lawrence W, Newton W, Ragab A, Raney B, Soule G, Sutow WW, Teft M (1977) The Intergroup Rhabdomyosarcoma Study. Cancer 40: 2015–2026

24. Miller RW, Dalager NA (1974) Fetal rhabdomyosarcoma among children in the United States. Cancer 34: 1897
25. Okamura J, Sutow WW, Moon ThE (1977) Prognosis in children with Metastatic Rhabdomyosarcoma. Medical and Paediatric Oncology 3: 243–251
26. Olney LE, Naraya A, Loening S, Culp DA (1979) Intrascrotal Rhabdomyosarcoma. Urology Vol XIV No 2: 113–125
27. Ortega JA (1979) A therapeutic approach to childhood pelvic rhabdomyosarcoma without pelvic exenteration. J of Pediatrics 2: 205–209
28. Palmer NF, Foulkes M (1983) Histopathology and prognosis in the second intergroup rhabdomyosarcoma study. 19. ASCO-Meeting, San Diego. Proceedings Vol 2, p 229
29. Pinkel D, Pickren F (1961) Rhabdomyosarcoma in children. J Am Med Assoc 175: 293–298
30. Pinkel D (1962) Cyclophosphamid in children with cancer. Cancer 15: 42–49
31. Pratt ChB Response of childhood rhabdomyosarcoma to combination chemotherapie (in press)
32. Pratt ChB, Hustu O, Fleming JD, Pinkel D (1972) Coordinated treatment of childhood Rhabdomyosarcoma. Surgery Radiotherapy and Combination Chemotherapy. Cancer Research 32: 606–610
33. Pratt ChB, Hustu O, Kumor M, Rivera G, Shaniks E, Jolnison WW, Ranson L, Howarth CB, Bowles D The Influence of Toxicity on Results of combined modality treatment of childhood rhabdomyosarcoma (in press)
34. Ranson JL, Pratt CB (1977) Childhood rhabdomyosarcoma of the extremity: Results of combined modality therapy. Cancer 40: 2810–2816
35. Raney RB Jr et al. (1983) Primary chemotherapy ± radiation therapy and/or surgery for children with sarcoma of the prostata bladder or vagine: Preliminary results of the Intergroup Rhabdomyosarcoma Study (IRS)-II. 19. ASCO-Meeting, San Diego. Proceedings C 293, p 75
36. Renney RB, Hays DM, Lawrence W, Soule EH, Teft M, Donaldson MH (1978) Paratesticular Rhabdomyosarcoma in childhood. Cancer 42: 729–736
37. Sagerman MD The treatment of orbital rhabdomyosarcoma of children with primary radiation therapy. Fifty-third Annual Meeting of American Radium Society, Mexiko 15.–18. März 1971
38. Schmaltz AA, Fischbach H (1979) Konnatales Rhabdomyosarkom des Herzens. Herz u. Kreislauf 3: 141–145
39. Shaw RK, Moore EW, Mueller PS, Frei E, Watkin DM (1960) The effect of actinomycin D on childhood neoplasms. Am J Dis Child 99: 628–635
40. Soule EH, Mahour GH, Mills SD, Lynn HB (1968) Soft-tissue sarcoma in infants and children: A clinicopathological study of 135 cases. Mayo-Clin Proc 43: 313
41. Stobbe GD, Dargeon HW (1950) Embryonal rhabdomyosarcoma of the head and neck in children and adolescents. Cancer 3: 826–836
42. Sutow WW, Berry DH, Haddy TB, Sullivan MP, Watkins WL, Windmiller J (1966) Vincristin sulfate therapy in children with metastatic soft tissue sarcoma. Pediatrics 38: 465–472
43. Sutow WW (1969) Chemotherapeutic management of childhood

rhabdomyosarcoma. In: Neoplasia in childhood. Year Book Medical Publisher Chicago 201–208
44. Sutow WW, Sullivan MP, Ried HL, Taylor HG, Griffith KM (1970) Prognosis in childhood rhabdomyosarcoma. Cancer 25: 1384–1391
45. Teft M (1977) Rhabdomyosarcoma: Response with chemotherapy prior to radiation in patients with gross residual disease. Cancer 39: 665–670
46. Teft M, Fermandez C, Donaldson M, Newton W, Moon ThE (1978) Incidence of meninged involment by rhabdomyosarcoma of the head and neck in children. Cancer 42: 253–258
47. Teft M, Hays D, Ramsy RB, Lawrence W, Soule E, Donaldson MH, Sutow WW, Gehan E (1980) Radiation of regional nodes for rhabdomyosarcoma of the genitourinary tract in children: Is it necessary? Cancer 45: 3065–3068
48. Vietti TJ (1979) Evaluation of Cis-Platinum in children with advanced malignant diseases. Cancer Treat Rep 63: 1611–1614
49. Voute PA, Vos A, Kraker I de (1981) Primary chemotherapy treatment in children with rhabdomyosarcoma. 17. ASCO-Meeting, Washington. Proceedings Abstract C 296, p 408
50. Wang JL, Holland JF, Sinks LF (1975) Phase II study of adriamycin in solid tumors. Cancer Chemoth Rep 6: 367–270

7 Medulloblastom

M. K. Neidhardt

7.1 Übersicht

Bloom HJG (1979) Prospects for increasing survival in children with medulloblastoma: present and future studies. In: Paoletti P, Walker MD, Butti G, Knerich R (eds) Multidisciplinary Aspects of Brain Tumor Therapy, pp 245–260 Biomedical Press, Elsevier/North-Holland

---

Das Medulloblastom ist ein embryonaler Kleinhirntumor, der aus Herden pluripotenter Zellen der „Keimknospe" im Dach des 4. Ventrikels entsteht. Es macht über ***20% aller Hirntumoren des Kindesalters*** aus.

Operation

Eine alleinige chirurgische Heilung ist nicht möglich. Zur Zeit ist es das Bestreben der meisten Neurochirurgen, soviel wie möglich vom Tumor zu entfernen und eine intrakranielle Druckentlastung herbeizuführen, ohne ein ungebührliches operatives Risiko einzugehen. Die ***perioperative Mortalität*** liegt ***jetzt unter 10%.***

Bestrahlung

Seitdem man zu einer postoperativen Bestrahlung überging, haben sich die Überlebensraten von Patienten mit Medulloblastomen ständig bessern lassen. Diese Besserung der strahlentherapeutischen Resultate ist vor allem einer Dosiserhöhung sowie der Tatsache zu verdanken, daß man nunmehr das gesamte Zentralnervensystem bestrahlt und somit der hochgradigen Tendenz des Tumors, auf dem Liquorwege zu metastasieren, Rechnung trägt. In neueren Serien finden sich ***Überlebensraten*** bis zu ***40% nach 5 Jahren*** und 30% nach 10 Jahren. Allerdings sind dabei nur Patienten berücksichtigt, welche eine komplette Strahlentherapieserie erhielten. Auf die Gesamtzahl aller Medulloblastompatienten bezogen, liegen die Überlebensraten um die oben erwähnten rund 10% niedriger.

Chemotherapie

Durch adjuvante Chemotherapie ließ sich am Royal Marsden Hospital in London bei 28 Patienten die ***Fünfjahresüberlebensrate auf 70%*** anheben. Bloom referiert auch vorläufige Ergebnisse der kooperativen Therapiestudie der Internationalen Gesellschaft für pädiatrische Onkologie (SIOP), die eine Randomisierung zwischen Nachbestrahlung + Chemotherapie (mit Vincristin und CCNU) gegenüber alleiniger Nachbestrahlung vorsieht. Zum Zeitpunkt der Publikation waren etwa 300 Patienten in die Studie eingebracht worden.

7.2 Diagnostik

Marton LJ, Edwards MS, Levin VA, Lubich WP, Wilson CB (1981) CSF Polyamines: A New and Important Means of Monitoring Patients with Medulloblastoma. Cancer 47: 757–760

Putrescinspiegel im Liquor

Bei zellproliferativen Vorgängen werden in erhöhtem Umfang die ***Polyamine Putrescin, Spermin*** und ***Spermidin*** gebildet. Durch quantitative Bestimmung dieser Verbindungen im Liquor ist es bei rasch proliferierenden Hirntumoren wie dem Medulloblastom möglich, ein Maß für die „Tumoraktivität" zu erhalten. Die Autoren berichten über 210 Polyaminbestimmungen bei 32 Medulloblastompatienten. Die erhaltenen Ergebnisse wurden jeweils zu anderen Untersuchungsparametern wie neurologischer Status, Computertomographie, Isotopenszintigraphie, Myelographie und Liquorzytologie in Beziehung gesetzt. Bei 15 Patienten ging ein erhöhter Polyaminwert im Liquor dem klinischen Rezidiv voraus. Falsch positive Befunde wurden nicht erhoben, dagegen drei falsch negative. Der ***zuverlässigste Parameter*** ist offenbar das ***Putrescin***. Derartige biochemische Untersuchungen erscheinen daher zur Frühdiagnose von Rezidiven des Medulloblastoms besonders geeignet; sie setzen allerdings regelmäßige Liquoruntersuchungen voraus.

Deutsch M, Reigel DH (1980) The value of myelography in the management of childhood medulloblastoma. Cancer 45: 2194–2197

Myelographie zum Metastasennachweis

Die Verfasser führen seit 1974 bei allen ihren Medulloblastompatienten postoperativ und vor Beginn der Strahlentherapie Myelographien durch. Sie berichten über ihre Erfahrungen bei 16 Patienten im Alter zwischen 5 Monaten und 15 Jahren. Der Primärtumor war jeweils subtotal reseziert worden. Bei 8 Patienten fand sich ein normales Myelogramm; bei 7 konnten spinale Metastasen röntgenologisch sichtbar gemacht werden. Zwischen beiden Gruppen fanden sich keine bemerkenswerten Unterschiede der klinischen Symptomatik; bei keinem der Patienten mit nachgewiesenen Metastasen waren diese klinisch apparent. Bei 14 Patienten wurde auch der Liquor zytologisch untersucht (entweder vor, während oder nach der Hauptoperation). Es ließ sich jedoch keine sichere Korrelation zwischen positiven Liquorzellbefunden und myelographisch nachweisbaren spinalen Metastasen ermitteln.

Von den 9 Patienten mit negativer Myelographie entwikkelte einer nach zwei Jahren eine solitäre frontale Metastase. Bei den übrigen 8 traten nach Durchführung der üblichen kraniospinalen Radiotherapie keine Zeichen eines Rezidivs oder einer Metastasierung auf.

Im Falle myelographisch nachgewiesener spinaler Metastasierung wurden die Bestrahlungsdosen am Rückenmark von 3000 Rad auf 4000–4500 Rad erhöht. Zwei dieser Patienten verstarben nach 10 bzw. 24 Monaten. Die übrigen 5 sind mit Nachbeobachtungszeiten zwischen 7 und 53 Monaten noch in Remission.

Da aus dieser Serie 13 von 16 Patienten überleben (wobei die Nachbeobachtungszeiten allerdings zwischen 7 und 53 Monaten schwanken), empfehlen die Autoren die ***routinemäßige*** Vornahme einer ***Myelographie*** und die gezielte zusätzliche ***Bestrahlung spinaler Metastasen*** bei allen frisch diagnostizierten Medulloblastompatienten.

7.3 Bestrahlungstechnik

Tokars RP, Sutton HG, Griem ML (1979) Cerebellar medulloblastoma. Results of a new method of radiation treatment. Cancer 43: 120–136

Die Autoren haben eine spezielle Bestrahlungstechnik mit einem „Hockeyschläger"-artig geformten, großen Bestrahlungsfeld entwickelt, über welches sie eine einheitliche Dosis von 4000 Rad auf das gesamte ZNS applizieren. Die hintere Schädelgrube erhält weitere 1000 Rad, so daß die Gesamtdosis hier 5000 Rad beträgt. An einer kleinen Fallzahl (9 Patienten in 10 Jahren) erzielten sie eine Fünfjahresüberlebensrate von 5/9, wobei zwei weitere Patienten ein bzw. zwei Jahre rezidivfrei überleben. Als Nebenwirkungen dieser Bestrahlungstechnik werden lediglich geringfügige Wachstumsretardierungen beschrieben.

7.4 Strahlentherapie – Ergebnisse

Landberg TG, Lindgren ML, Cavallin-Stahl EK, Svahn-Tapper GO, Sundbärg G, Garwicz S, Lagergren JA, Gunnesson VL, Brun AE, Cronqvist SE (1980) Improvements in the radiotherapy of medulloblastoma, 1946–1975. Cancer 45: 670–678

Von 1946–1975 wurden in Lund (Schweden) 50 Kinder im Alter zwischen einem und 16 Jahren wegen eines Medulloblastoms nachbestrahlt. Bei 25 Patienten war eine (niemals vollständige) Tumorresektion vorgenommen worden, die übrigen 25 waren lediglich biopsiert worden. Bei 21 Patienten wurde nur die hintere Schädelgrube bestrahlt, bei 16 Patienten hintere Schädelgrube und Spinalkanal und bei 13 Patienten das gesamte Zentralnervensystem. Dabei wurde darauf geachtet, den gesamten Subduralraum in die Bestrahlungsfelder mit einzubeziehen.
Von der ersten Patientengruppe lebt bei mindestens 5jähriger Nachbeobachtungszeit nur noch einer (=5%), von der zweiten noch 4 (=25%) von der dritten noch 7/13.
Die Autoren halten eine Strahlendosis von 45 Gy

= 4500 Rad in 6 Wochen in der hinteren Schädelgrube für ausreichend, während sie für die übrigen ZNS-Anteile 30 Gy = 3000 Rad in 4 Wochen vorschlagen. Von den 50 behandelten Patienten wurde bei 28 eine klinische Vollremission erreicht. Die 16 Patienten mit Rezidiven sind sämtlich verstorben. Von den 12 Langzeitüberlebenden sind 10 klinisch und neurologisch unauffällig, bei den übrigen beiden bestehen ataktische Störungen, leichte Paresen und Sehbehinderung. Diese Symptome waren bereits vor der Strahlentherapie nachweisbar. Eine nennenswerte Wachstumsverzögerung wurde nicht festgestellt. Auch die geistigen Fähigkeiten seien normal. Zweittumoren sind bisher nicht aufgetreten.

Bongartz EB, Bamberg M, Nau HE, Schmitt G, Bayindir C (1979) Optimal Therapy in Medulloblastoma. Acta Neurochir 50: 117–125

Die Arbeit berichtet über 28 Kinder mit Medulloblastomen, die in den neurochirurgischen und radiologischen Universitätskliniken Essen zwischen 1969 und 1977 behandelt wurden. Von 1969 bis 1973 wurde bei 12 Kindern der Primärtumor mit Dosen bis 40 Gy bestrahlt, bei 5 davon zusätzlich das Rückenmark mit 20 Gy. Diese Patienten starben alle innerhalb eines Zeitraums bis zu 3 Jahren. Bei 9 trat zuerst ein Lokalrezidiv, bei 3 zuerst eine spinale Metastasierung und dann ein Lokalrezidiv auf.

Die 16 Patienten der zweiten Gruppe wurden mit einem Linearbeschleuniger behandelt. Die Dosis betrug 50 Gy auf die hintere Schädelgrube und 36 Gy auf das übrige Zentralnervensystem. Die Nachbeobachtungszeit beträgt in diesem Kollektiv 1–5 Jahre. 11 Patienten sind noch am Leben, die übrigen 5 starben wegen Lokalrezidiven nach 6–20 Monaten. In 2 Fällen wurden außerdem spinale Metastasen beobachtet.

Von den 11 überlebenden Patienten erbringen 8 befriedigende Schulleistungen. 1 Patient besucht wegen Erblindung die Sonderschule, 2 Patienten sind zu Hause, aber in der Lage, sich selbst zu versorgen. Sie weisen allerdings schwere Bewegungs-, Sprach- und Reflexstörungen auf.

Prognose An dem hier beschriebenen Kollektiv bestätigte sich die Tatsache, daß ***Mädchen*** insgesamt eine ***bessere Prognose*** haben als Knaben. Die chirurgische Stadieneinteilung nach Chang erwies sich als unanwendbar bzw. wertlos. Die therapeutischen Fortschritte werden mit der verbesserten Bestrahlungstechnik in Zusammenhang gebracht. Die Autoren fordern eine raschestmögliche Bestrahlung nach der Operation, um eine Tumorzellaussaat zu vermeiden. Versuche, eine histologische Malignitätsgradeinstufung vorzunehmen, ergaben keine Korrelation mit der Prognose. Auch die sog. desmoplastische Spielart des Medulloblastoms erwies sich in diesem Kollektiv prognostisch nicht als günstiger.

Cumberlin RL, Luk KH, Wara WM, Sheline GE, Wilson CB (1979) Medulloblastoma-Treatment results and effect on normal tissues. Cancer 43: 1014–1020

Es wird über 33 kindliche Medulloblastompatienten berichtet, die zwischen 1962 und 1976 behandelt wurden. Die Autoren erblicken einen Zusammenhang zwischen der Strahlendosis in der hinteren Schädelgrube und der Prognose, wobei die Dosis in diesem Bereich nach ihren Erfahrungen mindestens 5000 Rad betragen sollte. Wenn ein Rezidiv auftritt, so kann der Versuch einer neuerlichen Bestrahlung durchaus lohnend sein und wurde von 4 Patienten, die Zweitdosen zwischen 3000 und 4000 Rad erhielten, auch gut toleriert. Allerdings überlebt nur einer dieser 4 Patienten mit einer Nachbeobachtungszeit von 12 Monaten; die übrigen 3 sind 4 bis 14 Monate nach Zweittherapie verstorben.
In ihrer Arbeit gehen die Autoren auch auf die Auswirkungen der kraniospinalen Strahlentherapie auf hämatopoetische und andere immunkompetente Gewebe ein. Die Gesamtleukozytenzahl sank im Mittel auf 43% des Ausgangswertes ab, die Granulozytenzahl auf 44%, die Lymphozytenzahl auf 17%. Nach Beendigung der Bestrahlung erholten sich die Leukozyten rasch, die Granulozyten eher als die Lymphozyten. Bei 4 Patienten wurden Lymphozytenfunktionstests (PHA-Stimulation, gemischte Lymphozytenkultur) angewandt. Hierbei zeigte sich eine Funktionseinbuße um 70–74%. Dagegen blieb die B-Zell-Funktion einschließlich der Serum-Immunglobuline im wesentlichen unbeeinträchtigt.

Bei zwei Patienten wurde ein Wachstumshormondefizit 2 bzw. 3 Jahre nach der Bestrahlung festgestellt. Dagegen lagen die ACTH-, Thyreotropin-, Prolactin-, LH- und FSH-Werte im Normbereich. Das Kollektiv wurde jedoch nicht systematisch in dieser Hinsicht untersucht.

7.5 Chemotherapie

Thomas PRM, Duffner PK, Cohen ME, Sinks LF, Tebbi C, Freeman AI (1980) Multimodality therapy for medulloblastoma. Cancer 45: 666–669

Polychemotherapie

Bei 8 Patienten mit einem Medulloblastomrezidiv wurde eine Polychemotherapie eingesetzt. Diese bestand aus Dexamethason (8 mg/m^2 und Tag, 5 Wochen lang), Vincristin (2 mg/m^2 und Woche, 5 Wochen lang) intrathekalem Methotrexat (12 mg/m^2 und Woche, 5 Wochen lang) sowie Rezidivbestrahlung, falls möglich. Nach Abschluß dieser Induktionstherapie folgten 3 kombinierte Methotrexat-Injektionen (500 mg/m^2 i.v. mit Citrovorum-Faktor „Rescue" sowie 12 mg/m^2 intrathekal) dreimal in dreiwöchentlichen Abständen. Die Erhaltungstherapie bestand aus BCNU (100 mg/m^2) + Vincristin (2 mg/m^2) + Dexamethason (8 mg/m^2) in monatlichen Abständen 2 Jahre lang. Bei diesen 8 Patienten ließen sich 6 Voll- und 2 Teilremissionen erzielen. 5 Patienten erlitten nach Intervallen zwischen 12 und 29 Monaten ein weiteres Rezidiv, drei überlebten rezidivfrei 9–60 Monate lang. Die mittlere Remissionszeit beträgt 18,8 Monate, die mittlere Überlebenszeit 32 Monate.

Nach denselben Therapieverfahren wurden auch 9 weitere Patienten mit primären Medulloblastomen behandelt. Wegen Toxizitätserscheinungen (***Leukoenzephalopathie nach intraventrikulär verabreichten Methotrexat,*** 2 Fälle, ausgeprägte Myelosuppression durch BCNU, 2 Fälle) wurde das Therapieprotokoll modifiziert und während der primären Bestrahlung kein intrathekales MTX und kein BCNU mehr verabfolgt. Bei den letzten 4 Patienten, welche während der Bestrahlung lediglich Dexamethason und Vincristin, im übrigen aber die gesamte Nachbehandlung wie oben beschrieben erhielten, wurden nur geringe Toxi-

zitätserscheinungen beobachtet. Diese Patienten bieten auch bei Nachbeobachtungszeiten zwischen 6 und 35 Monaten bisher keinen Anhalt für ein Rezidiv.
Die Autoren schließen aus ihren Erfahrungen, daß eine ***Polychemotherapie*** beim Medulloblastom sowohl primär als auch bei Rezidiven ***gute Aussichten auf Besserung der Therapieerfolge*** bietet; sie warnen jedoch vor intraventrikulär instilliertem Methotrexat, insbesondere bei Liquorzirkulationsstörungen sowie vor einer stark myelosuppressiven Chemotherapie während einer Bestrahlungsbehandlung.

Venes JL, McIntosh S, O'Brian RT, Schwartz AD (1979) Chemotherapy as an adjunct in the initial management of cerebellar medulloblastomas. J Neurosurg 50: 721–724

Nach Erzielung längerer Remissionszeiten bei Medulloblastomrezidiven mittels Chemotherapie behandelten die Verfasser 8 Kinder im Alter zwischen 3 und 12 Jahren primär wie folgt: möglichst weitgehende Resektion des Primärtumors, Nachbestrahlung in 6–7 Wochen mit 4600–5200 Rad auf die hintere Schädelgrube, 4000–4300 Rad auf das übrige Gehirn, 3000–3750 Rad auf das Rückenmark; 4–6 Wochen nach dem Ende der Radiotherapie Beginn einer zytostatischen Behandlung kombiniert mit Vincristin (1,5 mg/m^2 alle zwei Wochen) und Cyclophosphamid (300 mg/m^2 alle zwei Wochen) insgesamt über 2 Jahre.
Die Patienten wurden regelmäßig neurologisch und mittels Computertomographie überwacht. Alle 8 Kinder sind bisher rezidivfrei mit Nachbeobachtungszeiten zwischen 1 Jahr 4 Monaten und 7 Jahren 8 Monaten. Erst ein Kind hat allerdings die Collins'sche Risikoperiode überschritten. Die Nebenwirkungen der eingesetzten kombinierten Chemotherapie waren gering und bestanden in erster Linie aus reversiblen neurotoxischen Erscheinungen durch das Vincristin sowie reversiblen myelotoxischen Symptomen durch das Cyclophosphamid.

Raimondi AJ, Tomita T (1979) Medulloblastoma in childhood. Acta Neurochir 50: 127–138

Am Children's Memorial Hospital Chicago wurden von 1966–1977 51 Kinder (34 Knaben und 17 Mädchen) wegen eines Medulloblastoms behandelt. Das Alter lag zwischen 4 Monaten und 12 Jahren (Mittelwert 4½ Jahre). 7 Patienten waren unter 12 Monate alt. Die Medulloblastome stellten 20% aller kindlichen Hirntumoren dar.

Bei 49 Patienten wurde eine operative Entfernung des Primärtumors versucht. Bei 13 Kindern gelang die „totale", bei 20 eine subtotale, bei 10 eine partielle Entfernung, 4 wurden lediglich biopsiert. Die postoperative Mortalität betrug bei den Primäroperationen 8%, bei 5 Rezidivoperationen 40%. Bei 35 Patienten wurde vor der Hauptoperation zur Druckentlastung ein ventrikuloperitonealer Shunt angelegt.

39 Patienten konnten vollständig bestrahlt werden. Sie erhielten 5000–5500 Rad auf die hintere Schädelgrube, 4500–5000 Rad auf das übrige Gehirn und 3500 Rad auf den Spinalkanal.

Die Gruppe mit „radikaler" Tumorentfernung hatte eine bessere Prognose als die nur partiell Resezierten einschließlich der Biopsierten. Zum Zeitpunkt der Publikation lagen die Nachbeobachtungszeiten allerdings zum Teil noch unter 2 Jahren. Von den über 2 Jahre lang Überlebenden werden 5 als völlig unauffällig beschrieben, 3 weisen einen Minderwuchs ohne neurologische Symptome auf, bei 2 besteht eine Paraparese, bei 1 eine schwere Kyphoskoliose und 3 sind psychomotorisch retardiert.

Lokalrezidive traten bei 21 Patienten zwischen 3 Monaten und 4 Jahren nach der Erstoperation auf. Zweitoperationen, neuerliche Bestrahlung und chemotherapeutische Versuche vermochten diese Patienten nicht mehr zu retten.

Bei 8 Patienten traten spinale Metastasen auf, bei 2 davon bereits zum Zeitpunkt der Diagnosestellung. Diese Metastasen wurden bestrahlt und z. T. chemotherapiert. Nur in einem Fall trat ein spinales Rezidiv auf. Ein weiterer Patient entwickelte eine bestrahlungsbedingte Myelopathie mit Tetraplegie.

Bei 3 Patienten traten Metastasen außerhalb des Zentralnervensystems auf (in Lunge, Skelett und Retroperitonealraum). Alle drei Patienten hatten auch einen spinalen Befall. Bei keinem war ein Shunt angelegt worden.

Glanzmann Ch, Horst W (1979) Strahlentherapie des Medulloblastoms: Entwicklung der Methodik und Ergebnisse bei 30 Patienten aus dem Zeitraum 1963 bis 1976. Strahlentherapie 155: 307–310

Modifizierte Bestrahlungstechnik

Der Bericht umfaßt die Therapieergebnisse des Universitätsspitals für Radiotherapie und Nuklearmedizin in Zürich. 32 Patienten wurden dieser Institution zwischen Oktober 1963 und April 1977 wegen eines Medulloblastoms zur Bestrahlung zugewiesen. Zwei Rezidivpatienten wurden nicht berücksichtigt. Operativ war in der Regel eine subtotale Tumorresektion vorgenommen, in „einigen" Fällen zusätzlich ein AV-Shunt angelegt worden. Bei 16 Patienten wurde zusätzlich eine Chemotherapie in unterschiedlicher Weise (Methotrexat intrathekal + Vincristin, Cyclophosphamid, CCNU, Procarbazin, Actinomycin D) durchgeführt. Als Strahlenquelle wurde in allen Fällen ein Telekobaltgerät benutzt. Bestrahlungstechnik und Dosis variierten im analysierten Zeitraum erheblich. In den ersten Jahren wurden weniger als 4000 Rad auf die hintere Schädelgrube eingestrahlt. Von 13 auf diese Weise behandelten Patienten überlebte keiner (unabhängig von der zusätzlich angewandten Chemotherapie). „In den letzten Jahren" wurde die von Bloom angegebene Bestrahlungstechnik (hintere Schädelgrube 5000–5500 Rad, Spinalkanal 3000–3500 Rad, übriges Zerebrum 3000–4500 Rad) angewandt. Von 14 Patienten überlebten 5. Die Rezidive traten überwiegend im Bereich des Primärtumors auf.
Von den 6 Patienten, die mindestens 3 Jahre lang symptomfrei überlebten, zeigen 2 eine normale schulische und berufliche Entwicklung, 2 weisen ein leichtes und 2 ein schweres psychoorganisches Syndrom auf. Bei „einem Teil" der Fälle wurde eine reduzierte Sekretion von Wachstumshormon festgestellt. Die Autoren sind der Ansicht, daß die ***Verbesserung der Therapieergebnisse in erster Linie der Modifizierung der Bestrahlungstechnik zuzuschreiben*** ist und daß die Chemotherapie hierbei keine Rolle spielt.

Bloom HJG, Thornton H, Schweisguth O (1982) SIOP Medulloblastoma and high grade ependymoma therapeutic clinical trial: Preliminary results (1975–1981). Pediatric Oncology, International Congress Series No. 570. Excerpta Medica (Elsevier), Amsterdam Oxford Princeton

Chemotherapie keine besseren Gesamtresultate

Es handelt sich um eine Zwischenbilanz der von der internationalen Gesellschaft für pädiatrische Onkologie (SIOP) 1975 begonnenen Therapiestudie bei Medulloblastomen und Ependymomen der hinteren Schädelgrube. In dieser Studie wurde eine adjuvante Chemotherapie in Form von Vincristin und CCNU zusätzlich zur Nachbestrahlung des gesamten ZNS mit alleiniger Nachbestrahlung verglichen. Bei den Ependymomen (45 Patienten) ergab sich kein Unterschied zwischen den beiden Behandlungszweigen (38% bzw. 54% Überlebende nach 3 Jahren). Bei den Medulloblastomen ergab sich gleichfalls im Gesamtkollektiv ***keine signifikante Verbesserung der Überlebensraten durch die adjuvante Chemotherapie*** (60% bzw. 50% Überlebende nach 3 und 52% bzw. 42% nach 5 Jahren). Dagegen schnitt der Chemotherapiezweig in folgenden Untergruppen signifikant besser ab als der Zweig mit ausschließlicher Bestrahlung:

Signifikante Verbesserungen in Untergruppen

Alter unter 2 Jahren (63% Fünfjahresüberlebende gegenüber 31%); Befall des Stammhirns und damit verbunden unvollständige chirurgische Tumorentfernung (60% Überlebende nach 5 Jahren im Chemotherapiezweig gegenüber 0% im ausschließlich bestrahlten Kollektiv). Diese Unterschiede werden jedoch durch die insgesamt niedrigen Fallzahlen in den genannten Untergruppen relativiert.

7.7 Spätfolgen

Hirsch JF, Renier D, Czernichow P, Benveniste L, Pierre-Kahn A (1979) Medulloblastoma in childhood. Survival and functional results. Acta Neurochirurgica 48: 1–15

Von 1964–1976 wurden in der neurochirurgischen Abteilung des Hôpital des Enfants Malades in Paris 57 Patienten wegen eines Medulloblastoms operiert. Die postoperative Mortalität betrug 10,5% und betraf in erster Linie Säuglinge sowie Patienten mit Hirnstammbeteiligung. Bei allen Überlebenden wurde das gesamte ZNS mit 3 500 Rad nachbestrahlt, die hintere Schädelgrube zusätzlich mit weiteren 1 500 Rad. Kinder unter 3 Jahren erhielten jeweils 500 Rad weniger. 3 Patienten wurden wegen ihres neurologischen Zustandes primär nicht bestrahlt. Die meisten Patienten erhielten zusätzlich eine Chemotherapie unterschiedlicher Art mit Methotrexat intrathekal, Vincristin und CCNU.

Die Dreijahresüberlebensrate liegt bei 61%, die Fünfjahresüberlebensrate bei 54% (bezogen auf das gesamte Kollektiv).

Die Autoren richteten ihr Hauptaugenmerk auf die Folgeerscheinungen bei den Überlebenden (33 Patienten). Durch gründliche psychologische Untersuchung mit objektiven Testmethoden fanden sie bei 58% einen IQ zwischen 70 und 90, bei 31% einen IQ unter 70 und nur bei 11% einen IQ über 90. Verhaltensstörungen traten bei 93% aller Patienten auf, Störungen der räumlichen Orientierung, Dysphasie oder Dysgraphie bei 82% der Überlebenden.

Die Autoren folgern aus ihren Untersuchungsergebnissen, daß ***Defektzustände nach Medulloblastombehandlung*** bei gründlicher Untersuchung ***häufiger*** sind, als meist angenommen wird. Bei zum Vergleich herangezogenen 31 Fällen mit Astrozytomen traten derartige Ausfallserscheinungen in geringerem Umfang auf. Hieraus schließen die Verfasser, daß die ***Strahlentherapie***, die nur bei den Medulloblastomen angewendet wurde, für die beobachteten Spätfolgen zumindest ***teilweise verantwortlich*** ist.

MacIntosh N (1979) Medulloblastoma – a changing prognosis? Arch Dis Child 54: 200–203

Im St. George's Hospital London wurden im Zeitraum von 1965–1974 90 Patienten wegen eines Medulloblastoms behandelt. Bei 87 davon konnten komplette Katamnesen erhoben werden. Es handelte sich um 52 Knaben und 35 Mädchen im Alter zwischen 3 Monaten und 11 Jahren bei Diagnosestellung. Operativ wurde möglichst viel Tumorgewebe entfernt. 3 Patienten starben vor Durchführung der Operation, 8 weitere vor Bestrahlungsbeginn und fünf Patienten verstarben während der Bestrahlungsphase.

Die Bestrahlungstechnik war sehr unterschiedlich und wurde in verschiedenen Kliniken durchgeführt. 14 Patienten erhielten Immunotherapie in Form von Injektionen bestrahlten autologen Medulloblastomgewebes. 12 Patienten wurden in unterschiedlicher Weise chemotherapeutisch behandelt.

Von den 46 Patienten, die von 1965–69 behandelt wurden, überlebte nur einer länger als 5 Jahre. Von den 41 Patienten, die von 1970–1974 behandelt wurden, überlebten 11 länger als 5 Jahre, bei 6 weiteren Überlebenden war die Nachbeobachtungszeit unter 5 Jahren. Der Autor führt die Besserung der Prognose in erster Linie auf die Verbesserung der radiotherapeutischen Technik zurück.

Nur 5 der Überlebenden sind klinisch völlig symptomfrei. Bei 4 weiteren bestehen Defekte, die der Autor mit der Therapie in Verbindung bringt (z. B. Visuseinbußen oder Minderwuchs). Bei 6 weiteren Langzeitüberlebenden bestehen neurologische Symptome, die sowohl durch den früheren Tumor als auch durch die Therapie bedingt sein könnten.

Roggli VL, Estrada R, Fechner RF (1979) Thyroid neoplasia following irradiation for medulloblastoma. Cancer 43: 2232–2238

Schilddrüsentumor als Folge

Die Autoren beschreiben zwei Beobachtungen von ***malignen Schilddrüsentumoren*** bei Patienten, die wegen eines Medulloblastoms eine Bestrahlung des gesamten Zentralnervensystems erhalten hatten. Die erste Beobachtung betrifft eine erwachsene Patientin (Erkrankungsalter 28 Jahre), die 14 Jahre nach der Diagnose des Hirntumors überlebte und dann an einem Rezidiv verstarb. Bei der Autopsie fand sich als Nebenbefund ein papilläres Schilddrüsenkarzinom mit Lymphknotenmetastasen.

Die zweite Patientin erkrankte im Alter von 4 Jahren und erhielt gleichfalls eine Bestrahlung des gesamten Zentralnervensystems. 17 Jahre nach dieser Therapie entwickelten sich ein großer kalter Knoten im rechten Schilddrüsenlappen und mehrere kleine im linken. Es wurde eine subtotale

Thyreoidektomie vorgenommen. Histologisch fand sich ein papilläres Adenom.
Die Autoren fanden drei weitere Beobachtungen von Schilddrüsentumoren nach Medulloblastombestrahlung in der Literatur und weisen darauf hin, daß die Schilddrüse bei Langzeitüberlebenden regelmäßig überwacht werden müsse. Diese Tumoren ***entstehen am häufigsten 9–13 Jahre nach der Strahlentherapie***; eine Schilddrüsenbelastung von 2000–3000 Rad scheint für ihre Auslösung zu genügen.

Gutjahr P, Dieterich E, Walther B (1981) Spätstatus Langzeitüberlebender nach infratentoriellen Tumoren im Kindesalter. Aktuelle Neuropädiatrie 2: 94–104

Spätfolgen Die Autoren untersuchten 12 Langzeitüberlebende mit Medulloblastomen und 16 mit Kleinhirnastrozytomen mit einem standardisierten, sehr gründlichen neurologischen Untersuchungsverfahren. Dabei konnten sie folgende Befunde erheben:

	Medulloblastome	Kleinhirnastrozytome
Sensomotorik obere und untere Extremität		
Normal	4	9
Leichte Störung	4	4
Mittelschwere Störung	4	7
Schwere Störung	0	2
Grobmotorik und Koordination untere Extremitäten		
Normal	0	0
Leichte Störung	4	12
Mittelschwere Störung	4	7
Schwere Störung	4	3
Feinmotorik und Koordination obere Extremität		
Normal	0	0
Leichte Störung	3	11
Mittelschwere Störung	4	6
Schwere Störung	5	5

	Medulloblastome	Kleinhirnastrozytome
Rumpfkontrolle		
Normal	0	4
Leichte Störung	2	6
Mittelschwere Störung	3	10
Schwere Störung	7	2
Bewegungskontrolle		
Normal	0	9
Leichte Störung	3	5
Mittelschwere Störung	4	7
Schwere Störung	5	1

Diese Untersuchungen zeigen in eindrucksvoller Weise die ***hohe Zahl bleibender neurologischer Ausfallserscheinungen*** durch den Tumor und/oder die zu seiner Heilung erforderliche aggressive Therapie. Auch wird der Unterschied zwischen den beiden untersuchten Tumorarten deutlich, wobei das schlechtere Abschneiden der Medulloblastompatienten wohl auf die Therapie zurückgeführt werden kann, da ja die Lokalisation identisch ist und Faktoren wie Hirndruckerscheinungen u.a.m in beiden Kollektiven in vergleichbarem Umfang wirksam gewesen sein dürften.

7.8 Zukunftsaspekte

Bloom HJG (1979) Adjuvant therapy for residual disease in children with medulloblastoma. In: Bonadonna G, Mathe G, Salmon SE (eds) Recent Results in Cancer Research. Vol 68: 412–422

Zukünftige Behandlungsmöglichkeiten

Nach einem kurzen Überblick über die derzeit noch unbefriedigenden Therapieergebnisse beim Medulloblastom mit Operation und Nachbestrahlung gibt der Autor einige Ausblicke auf Behandlungsverfahren, die in der Zukunft die Prognose dieses Tumors bessern könnten. Hierunter zählt er Möglichkeiten, die Empfindlichkeit gegenüber der Bestrahlung zu steigern, z.B. hyperbare Sauerstoffzufuhr oder Bestrahlung unter Bedingungen der Hypothermie. Beide Verfahren haben jedoch in der praktischen Anwendung bisher enttäuscht. Erfolgversprechender sind wohl

chemische Substanzen, insbesondere der Nitroimidazol-Gruppe. Es handelt sich um elektronenaffine Stoffe, die hypoxische Zellen in allen Phasen des Zellzyklus gegenüber ionisierender Strahlen empfindlicher machen. Stoffe der Nitroimidazol-Gruppe haben offenbar zusätzlich einen zytotoxischen Effekt auf hypoxische Tumorzellen, während sie gut mit Sauerstoff versorgtes Gewebe kaum beeinflussen. Die wirksamste Substanz dieser Gruppe ist Misonidazol. Der Autor empfiehlt jedoch, zunächst die Therapieergebnisse bei den prognostisch ungünstigeren Glioblastomen des Erwachsenen abzuwarten, ehe man Nitroimidazole beim kindlichen Medulloblastom einsetzt.
Bestrahlungstechnisch haben sich schnelle Neutronen gegenüber Photonen (Röntgen- oder Gammastrahlen) gegenüber Tumorgewebe als wirksamer erwiesen. Neutronen besitzen einen stärkeren Ionisierungsgrad und sind daher in ihrer Wirksamkeit weniger sauerstoff- und zellzyklusabhängig als Photonen. Diese Vorteile werden jedoch durch eine entsprechend höhere Schädigung auch des gesunden Gewebes erkauft, so daß die Bestrahlungstechnik mit Neutronen, die außerdem an aufwendige Geräte geknüpft ist, z. Zt. noch nicht als Routineverfahren Anwendung finden kann. Man hofft, evtl. durch geeignete Kombination beider Bestrahlungsverfahren die Wirkungsverstärkung auf den Tumor beizubehalten, ohne ein Zusatzrisiko durch Schädigung gesunden Gewebes in Kauf nehmen zu müssen.
Anschließend wird der Stand der Chemotherapie zusammengefaßt. Erste ***immuntherapeutische Versuche*** (allerdings bei Glioblastomen) mit Injektionen von bestrahltem autologem Tumorgewebe haben keinen sicheren Nutzen dieser Therapieform erkennen lassen.

8 Ewing-Sarkom

H. Jürgens und U. Göbel

8.1 Definition

Das Ewing-Sarkom ist ein bösartiger Knochentumor aus unreifen, dichtstehenden, ***uniformen, rundkernigen Zellen*** ohne deutlich abgrenzbare Zytoplasmaränder oder prominente Nukleoli. Die Tumorzelle ***entstammt am ehesten dem bindegewebigen Knochenmarksgerüst*** [13]. Differentialdiagnostisch sind zu berücksichtigen: die Osteomyelitis oder aber andere bösartige Erkrankungen, wie das Non-Hodgkin-Lymphom des Knochens, das Neuroblastom des Knochens und das Rhabdomyosarkom mit primärem Knochenbefall.

8.2 Historischer Überblick

Das Ewing-Sarkom wurde erstmals von Lücke 1866 beschrieben [22]. Es folgten mehrere Fallberichte, bis James Ewing 1921 seine Übersichtsarbeit über das „diffuse Endotheliom" oder „endotheliale Myelom" veröffentlichte [4]. Ewing beschrieb bereits die zumindestens temporäre Strahlensensibilität des Tumors im Gegensatz zum Osteosarkom und beschrieb im Detail das charakteristische histologische Bild und stellte die Hypothese der Abstammung der Tumorzelle aus dem Kapillarendothel auf. Über die Abstammung der Tumorzelle entwickelte sich seitdem ein bis heute fortsetzender Disput unter den Pathologen. Salzer-Kuntschik [38] faßt die Histomorphologie des Ewing-Sarkoms wie folgt zusammen:

- das Zellbild ist gleichmäßig, mit blassen, ca. 7–9 μ großen Kernen und kaum erkennbaren Plasmasäumen,
- die Nukleolen sind nur spärlich sichtbar,
- tumoreigene Gitterfasern zwischen den einzelnen Tumorzellen fehlen,

- im Zytoplasma läßt sich Glykogen nachweisen,
- die Ausbildung einer durch die Zelle produzierten Grundsubstanz fehlt.

Eine umfassende Literaturübersicht zum Ewing-Sarkom findet sich bei Stell [46].

8.3 Epidemiologie

Häufigkeit

Das Ewing-Sarkom macht ca. ***10–15% aller primären malignen Knochentumoren*** aus [13]. Die jährliche Häufigkeit wird mit ca. 1,6 pro 1 Mio. Bevölkerung beschrieben [29]. Bemerkenswert ist die fast völlige Resistenz der schwarzen Rasse gegenüber dem Ewing-Sarkom. Typischerweise tritt die Erkrankung ***in der Altersgruppe unter 30 Jahren*** auf. Der Häufigkeitsgipfel liegt für Mädchen zwischen 5 und 9 Jahren, für Jungen zwischen 10 und 14 Jahren. ***Jungen sind etwas häufiger*** betroffen als Mädchen.

8.4 Klinisches Erscheinungsbild und Diagnostik

Das Ewing-Sarkom ist, wie alle bösartigen Knochentumoren, eine Erkrankung, die lange Zeit unbemerkt verläuft. Die Patienten klagen meist über einen ***dumpfen Schmerz*** variierender Intensität, der jedoch im Laufe der Zeit belastungsunabhängig zunimmt. Hinzu kommt oft eine sichtbare oder tastbare ***Schwellung***. Das Ausmaß und die Konsistenz der Tumorschwellung sind variabel, je größer der Tumor, desto weicher und fluktuierender.

8.4.1 Symptome

Unspezifische Symptome, wie ***subfebrile Temperaturen***, und eine leichte Anämie mit ***Leukozytose*** im Blutbild werden bei vielen Patienten beobachtet. Je nach Lokalisation können durch Druck auf Nerven in der Nähe des Tumors Parästhesien oder andere neurologische Ausfallerscheinungen hervorgerufen werden.

8.4.2 Lokalisation

Hauptlokalisationen sind der ***Femurschaft***, gefolgt vom ***Becken*** und den ***Unterschenkeln***. Im Gegensatz zum Osteosarkom, das primär ein Tumor der Knochenmetaphyse ist, entsteht das Ewing-Sarkom meist mehr ***in Richtung zur Diaphyse***. Typisch ist für das Ewing-Sarkom das relativ häufige Auftreten ***in flachen Knochen***, neben dem ***Becken*** auch in ***Skapula, Wirbelkörper und Rippen***. Die primäre Lokalisation eines Ewing-Sarkoms ist nicht nur für die Diagnose, sondern auch für die Prognose von großer Bedeutung.

8.4.3 Diagnostik

Röntgenbild

Das Röntgenbild der betroffenen Region zeigt typischerweise eine ***schlecht abgrenzbare Knochenläsion*** mit mehr oder minder großer Weichteilkomponente. Das ***Periost*** ist charakteristischerweise ***zwiebelschalenartig aufgetrieben*** und die Knochendestruktion oft ***mottenfraßähnlich***. Die typische „zwiebelschalenartige Erscheinung" wird durch multiple Lagen neuer periostnaher Knochenformation hervorgerufen mit Splitterung und Verdickung des Cortex durch die Tumorzellen [3]. So typisch das Röntgenbild oft erscheint, kann es jedoch niemals die Sicherung der Diagnose durch die histologische Untersuchung ersetzen [36]. Der nächste Schritt in der Diagnostik ist die ***Ganzkörperknochenszintigraphie***, mit der die Ausbreitung des Primärtumors und ein evtl. multipler Knochenbefall erfaßt werden können. Weitere Schritte auf der Suche nach Metastasen sollten wegen der primär hämatogenen Aussaat des Ewing-Sarkoms eine ***Thorax-Röntgenaufnahme*** umfassen und wegen der höheren Empfindlichkeit zusätzlich ***Thoraxschichtaufnahmen*** oder ein ***Computertomogramm des Thorax***.

Die ***Angiographie*** oder die lokale Computertomographie mit Kontrastmitteln ist empfehlenswert, um den exakten Weichteilbefall des Tumors zu definieren [50, 20]. Diese Untersuchungen eignen sich auch als Verlaufskontrolle bei evtl. initialer Chemotherapie.

Labordiagnostik

Die Labordiagnostik umfaßt die gewöhnlichen Blut- und Serumuntersuchungen: Die ***Blutsenkung*** ist gewöhnlich ***mäßig bis stark erhöht***, bei vielen Patienten findet sich eine

Erhöhung der Serum-LDH, die bei einigen Untersuchern mit prognostischer Bedeutung belegt ist [7]. Zur Abgrenzung gegenüber dem Neuroblastom des Knochens sollten die ***Katecholamine*** im 24-Stunden-Sammelurin bestimmt werden. Zur Abgrenzung gegenüber dem Non-Hodgkin-Lymphom des Knochens werden eine Untersuchung des ***Knochenmarkes*** und eine ***Lumbalpunktion*** empfohlen. Die Knochenmarkuntersuchung ermöglicht außerdem, eine diffuse Knochenmarksinfiltration durch Tumorzellen zu erkennen.
Der entscheidende diagnostische Schritt ist die ***Knochenbiopsie*** zur histologischen Sicherung der Diagnose.

8.5 Pathologisch-anatomisches Erscheinungsbild

8.5.1 Makromorphologie

Das Ewing-Sarkom ist makroskopisch meist grau-weiß bis rötlich glänzend [3]. Im Tumorgewebe finden sich häufig Hämorrhagien und degenerative Veränderungen, die die ursprüngliche Farbe des Tumors verändern. Nekrotische Areale können mit Eiter verwechselt werden. Die extraossäre Kompenente ist weich im Gegensatz zu der sehr festen Konsistenz des intraossären Tumoranteils.

Lungenmetastasen

Bei ***Metastasenbildung*** des Ewing-Sarkoms sind die Lungen am häufigsten befallen. Die Metastasen sind multipel ***subpleural und intrapulmonal.*** Auch ***Skelett*** und ***Lymphknoten*** können von Metastasen betroffen sein. Von Dahlin wird ein multizentrischer Ursprung des Ewing-Sarkoms bei multiplem Auftreten diskutiert [3]. Lymphknotenmetastasen treten in ca. 20% der Fälle auf.

8.5.2 Histologie

Ewing beschreibt die Tumorzellen als klein und polygonal mit blassem Zytoplasma, einem kleinen hyperchromatischen Nukleus und einem schlecht abgrenzbaren Zellrand [4]. Die Zellen ordnen sich in kompakten breiten Lagen an. In einigen Arealen sind sie um große vaskuläre Räume angeordnet, im Sinne eines sog. „perithelialen Arrangements". Zytologische Untersuchungen zeigen wenigstens

zwei Zellpopulationen mit Übergangsformen: Eine konventionelle, typische dunkle Form kann von einer atypischen Variante abgegrenzt werden. Einige Zellen zeigen einen großen, hellen und fein granulär strukturierten Nukleus, der teilweise von blassen, undeutlich begrenzten Zytoplasmasäumen umgeben ist. Andere Zellen zeigen kleinere, dunklere, ebenfalls fein granulär strukturierte Kerne, die von sehr schmalen, deutlicher begrenzten Zytoplasmasäumen umgeben werden.
Der ***Glykogenreichtum des Ewing-Sarkoms*** kann durch die „Periodic acid-Schiff" Färbung (PAS) demonstriert werden. Die positive Glykogenreaktion kann jedoch nicht als Basiskriterium für die Klassifizierung des Ewing-Sarkoms angesehen werden [38, 39], denn auch beim Neuroblastom sind Glykogengranula nachgewiesen [40, 13]. Eine negative Glykogenreaktion findet sich in ca. 10% aller Ewing-Sarkome [13].

8.5.3 ***Extraskelettales Ewing-Sarkom***

Von einigen Autoren wird das extraskelettale Ewing-Sarkom als charakteristische Einheit herausgestellt [23, 1, 51]. Es unterscheidet sich durch folgende Merkmale von dem skelettalen Ewing-Sarkom:

- es zeigt keine Knabenwendigkeit,
- das Durchschnittsalter der Patienten beträgt ca. 20 Jahre. Es tritt also ungefähr 10 Jahre später auf als das skelettale Ewing-Sarkom,
- Hauptlokalisation ist der Stamm.

Wegen der Ähnlichkeit des extraskelettalen Ewing-Sarkoms mit dem Rhabdomyosarkom sollte man auch hier nach einer lymphogenen Aussaat suchen, die für das Rhabdomyosarkom typisch, für das Ewing-Sarkom jedoch recht unwahrscheinlich ist.

8.5.4 ***Differentialdiagnose***

Die wichtigste Differentialdiagnose des Ewing-Sarkoms ist die ***Osteomyelitis***. Das röntgenologische Erscheinungsbild beider Erkrankungen kann täuschend ähnlich sein.

Außerdem können Ewing-Sarkome sekundär entzündet sein.
Folgende bösartige Erkrankungen kommen differentialdiagnostisch in Frage: Das ***Non-Hodgkin-Lymphom des Knochens,*** das ***Neuroblastom*** des Knochens und das ***Rhabdomyosarkom*** des Knochens. Das Non-Hodgkin-Lymphom zeigt bei Kindern unter 10 Jahren keine besondere Alersprädilektion. Das ***metastasierte Neuroblastom*** tritt jedoch gewöhnlich bei Kindern unter 5 Jahren auf. Das ***Non-Hodgkin-Lymphom*** befällt gewöhnlich die langen Röhrenknochen wie Femur und Tibia. Das ***metastasierte Neuroblastom*** tritt oft mit multiplen Metastasen im Schädel auf, gewöhnlich ist auch die Orbita befallen. Ein ausgedehnter Weichteilbefall ist bei beiden differentialdiagnostischen Möglichkeiten ungewöhnlich. Der Glykogennachweis in der Tumorzelle ist nicht pathognomonisch für das Ewing-Sarkom, da Glykogen auch in Neuroblastom- und Rhabdomyosarkomzellen nachgewiesen ist [13]. Eine gleichzeitig bestehende Erhöhung der Katecholamine im 24-Stunden-Sammelurin ist pathognomonisch für das Vorliegen eines ***Neuroblastoms.***

8.6 Therapie

Die derzeitige Behandlung des Ewing-Sarkoms besteht aus einer ***systemischen Chemo- und*** einer ***Lokaltherapie,*** die wegen der Radiosensibilität dieses Tumors grundsätzlich ***radiotherapeutische und operative Alternativen*** bietet [41].
Die Behandlungsergebnisse sind bis zur Einführung der systemischen Chemotherapie aufgrund der frühen Metastasierung und der Häufigkeit der diffusen ossären Disseminierung unbefriedigend gewesen [13]. ***Mehr als zwei Drittel der Ewing-Sarkom-Patienten weisen zur Zeit der Diagnosestellung*** asymptomatische und oft klinisch inapparente ***Metastasen,*** gewöhnlich in der Lunge oder in den Knochen, ***auf***[25].
Bethge errechnete in einer umfassenden Analyse von 435 Fällen mit reiner Lokalbehandlung eine 5-Jahresüberlebensrate von durchschnittlich 8,5% [2]. Diese Untersuchung beinhaltet auch die Daten von vor 1938. Falk und Alpert kalkulieren eine 5-Jahresüberlebensrate von 7,9% auf der Basis von 944 Fällen aus der Literatur [5].

8.6.1 Lokalbehandlung

Bestrahlung Die herkömmliche Lokalbehandlung für das Ewing-Sarkom ist die ***Bestrahlung*** des gesamten betroffenen Knochens mit 5000–6000 Rad. Neben der Höhe der Strahlendosis ist die Feldgröße ein den Erfolg der Bestrahlung bestimmender Faktor. Das Ewing-Sarkom erstreckt sich intramedullär oft weit über die röntgenologisch oder szintigraphisch faßbaren Veränderungen hinaus fort. Dies führte dazu, jeweils den gesamten tumortragenden Knochen zu bestrahlen, wobei durch eine Feldverkleinerungstechnik versucht wird, die Strahlenmorbidität so gering wie möglich zu halten [41]. Das Hauptrisiko der Strahlenbehandlung bezüglich des Überlebens ist die ***Gefahr des Lokalrezidivs***. Das Risiko wird mit ca. ***20%*** angegeben [49, 21]. Lokalrezidive führen sehr schnell zur Metastasierung, die Überlebenszeit beträgt im Durchschnitt nur noch 6–9 Monate.

Bei einer retrospektiven Analyse der amerikanischen Intergroup Ewing-Sarkom-Studie wurden die totale Tumorkontrolle und rezidivfreie Überlebensrate beim Ewing-Sarkom in Abhängigkeit von der durchgeführten Bestrahlung verglichen [27, 31]. Die Strahlendosis lag je nach Alter bei 4500–5500 rad für den gesamten Knochen mit einer zusätzlichen Tumorherddosis von 1000 rad auf das Tumorgebiet mit einem 5 cm breiten tumorfreien Sicherheitsstreifen. Von 193 Patienten wurde bei 92% eine lokale Tumorkontrolle erreicht. Eine retrospektive Analyse zeigte, daß das Einhalten des 5 cm Sicherheitsabstandes von kritischer Bedeutung für das Risiko eines Lokalrezidivs war. Im Dosisspektrum zwischen 4500 und 5500 rad fand sich kein signifikanter Unterschied für die lokale Tumorkontrolle.

Operation In jüngster Zeit gewinnt die ***chirurgische Behandlung größeres Gewicht*** bei der lokalen Tumorkontrolle [16]. Mit der Verbesserung der Überlebensrate durch die Chemotherapie kommt die große Morbidität der hochdosierten Strahlenbehandlung zutage. Bei Kleinkindern führt die Bestrahlung zu Wachstumsstörungen in betroffenen Knochen. Die ***Resektion*** ist daher ***besonders*** angezeigt ***bei heranwachsenden Patienten mit Befall der unteren Extremitäten***. Die Chirurgie hat ihre Domäne bei Befall sogenannter „entbehrbarer Knochen" wie Fibula, Scapula oder Rippen. Beim Unterarm muß man in Einzelfällen erwägen, wie die neurologischen Ausfälle nach Resektion sein werden. Die ***Strahlenbehandlung*** behält ihre ***entscheidende Rolle beim Befall*** der ***Schädelknochen*** oder ***Wirbelkörper*** und bei weiteren inoperablen Tumorlokalisationen.

Beckentumoren

Beckentumoren stellen ein besonderes Problem in der Lokaltherapie dar. In allen Studien haben Patienten mit Ewing-Sarkom im Beckenbereich eine ***schlechtere Prognose*** als andere Lokalisationen [27, 31, 34]. Die adäquate Strahlendosis hat wegen der Nachbarschaft sehr empfindlicher Organe ausgeprägte Morbiditätsfolgen. Eine Resektion bleibt nicht immer ohne Einschränkung der Mobilität des Patienten. Da es Daten gibt, daß operierte Patienten in größerer Zahl überleben als bestrahlte [30], legen einige Zentren bei Ewing-Sarkomen im Beckenbereich das Hauptgewicht auf operative Verfahren zur lokalen Kontrolle.

Mit der verbesserten Überlebenschance für den Patienten nach Einführung der Kombinationschemotherapie ist die Wahl der Lokaltherapie von entscheidender Bedeutung für die Lebensqualität der Patienten. Diese Entscheidung muß individuell für jeden Patienten getroffen werden, in ausführlicher Diskussion mit dem Betroffenen, seinen Eltern und den betreuenden Ärzten: Chirurg oder Orthopäde, Strahlentherapeut und internistischer bzw. pädiatrischer Onkologe.

8.6.2 Systemische Chemotherapie

8.6.2.1 Monotherapiestudien

Das Ansprechen des Ewing-Sarkoms auf alkylierende Substanzen ist lange bekannt [43]. Unter den Alkylantien haben sich Cyclophosphamid, Stickstofflost und Chlorambucil als wirksam erwiesen. Die größten Erfahrungen liegen mit ***Cyclophosphamid*** vor [37]. Weitere wirksame Substanzen sind Vincristin, das nur selten in Form einer Monotherapie angewandt wurde, Actinomycin D, 5-Fluorouracil, Mitramycin und Adriamycin [43]. Insbesondere ***Adriamycin*** brachte eine signifikante Verbesserung der Therapieergebnisse. In Monostudien wird eine Remissionsrate bis zu 50% angegeben [26, 48].

8.6.2.2 Kombinationschemotherapie

Erst die Polychemotherapie unter besonderer Berücksichtigung des Adriamycins konnte die Behandlungsergebnisse des Ewing-Sarkoms entscheidend verbessern [44, 15, 33]. Die 5-Jahresüberlebensrate konnte inzwischen auf über 50% gesteigert werden [6, 33].

Die Tatsache, daß sogar nach einer sofortigen Amputation ***90%*** der Patienten ***Metastasen*** entwickeln, spricht dafür, daß diese Metastasen ***schon vor Beginn der Lokaltherapie*** des Primärtumors angelegt sind. Aus diesem Grunde ist es sinnvoll, eine systemische Therapie mit tumorwirksamen Cytostatika einzusetzen, um die Mikrometastasen, insbesonders in den Lungen, auszumerzen, bevor sie sich zu makroskopisch sichtbaren Metastasen entwickeln.

Mit der Kombination aus Vincristin und Cyclophosphamid [12] über eine Therapiedauer von 2 Jahren, wurde die Überlebensrate auf ca. 40–50% angehoben.

Eine weitere Verbesserung der Überlebensdaten wurde durch die „VAC"-Chemotherapie erreicht: Vincristin, Actinomycin D und Cyclophosphamid, wie sie von Jaffe et al. zunächst beschrieben wurde [14]. Diese Untersuchungen bildeten die Grundlage für die amerikanische Intergroup Ewing-Sarkom-Studie, die 1973 begründet wurde. Die Intergroup Ewing-Sarkom-Studie stellt einen Zusammenschluß dar der „Children's Cancer Study Group" (CCG), „Cancer and Leukaemia Group B" (CALGB) und der „South West Oncology Group" (SWOG) [27].

Die Patienten wurden in einen von drei Therapiearmen randomisiert. Die Therapie von Arm I bestand aus einer Kombination von Vincristin, Actinomycin D und Cyclophosphamid. Arm II erhielt zusätzlich Adriamycin. Arm III erhielt VAC-Chemotherapie und zusätzlich eine bilaterale pulmonale Bestrahlung mit 1500 rad in 10 Einzelfraktionen. Bei allen Patienten wurde der Primärtumor mit 4500–5500 rad innerhalb von 5–6 Wochen bestrahlt. Die derzeitigen Resultate zeigen nach einem Median von 24–30 Monaten Beobachtungszeit eine lokale Tumorkontrolle von 80% bei 187 Patienten. Am häufigsten traten Lokalrezidive und Metastasen bei Patienten mit primärer Beckenläsion auf. Adriamycin brachte eine signifikante Verbesserung sowohl der Überlebensrate wie auch der Lokalrezidive gegenüber einer alleinigen VAC-Chemothera-

pie. Die verbesserte lokale Kontrolle unter Einsatz aggressiver Chemotherapie ist ein Hinweis für den radiosensibilisierenden Effekt der angewandten Chemotherapie [31].
Die bisher besten Resultate bei der Behandlung des Ewing-Sarkoms werden von Rosen et al. berichtet [32]. Er startete 1970 ein adjuvantes Chemotherapie-Protokoll, bestehend aus Vincristin, Actinomycin D, Cyclophosphamid und Adriamycin (= VAC + Adria = T_2-Protokoll). Mit diesen 4 Medikamenten konnte eine 5-Jahresüberlebensrate von 75% erzielt werden [33, 16]. Bei 25% der Patienten traten die Metastasen meist kurz nach Ende der Chemotherapie auf. Bei der Beurteilung der Ergebnisse des T_2-Protokolls muß berücksichtigt werden, daß viele dieser Patienten eine höhere Adriamycindosis erhielten, als heute unter Kenntnis der Kardiotoxizität noch üblich ist.
Die Notwendigkeit der Begrenzung von Adriamycin und das Auftreten von Metastasen gleich nach Ende der angewandten Chemotherapie, veranlaßte Rosen et al. zur Entwicklung eines noch aggressiveren Kombinations-Chemotherapie-Protokolls (T_6-Protokoll) [34]. Bei dem T_6-Induktions-Chemotherapie-Protokoll wurden mehrere Medikamente simultan verabreicht. Zu den 4 erwähnten Medikamenten kamen hinzu: Methotrexat (in niedriger Dosierung), Bleomycin und BCNU. Nach Abschluß einer intensiven Induktionschemotherapie wurde eine Lokalbehandlung durchgeführt, die entweder aus Resektion oder aus Bestrahlung des betroffenen Knochens bestand.
Patienten mit Lungenmetastasen erhielten eine Bestrahlung beider Lungen von 1400 rad in 100 rad Einzelfraktionen. Die Medikamente sind im Protokoll in maximalen Dosierungen angegeben, die nach individueller Toleranz modifiziert wurden. Mit diesem Chemotherapie-Protokoll waren von 28 Patienten 23 (82%) rezidivfrei nach einem mittleren Beobachtungszeitraum von 22 Monaten [36].
Das aktuelle Chemotherapie-Protokoll des Memorial Sloan-Kettering Cancer Centers in New York ist das T_9-Protokoll, das eine Modifikation des T_6-Chemotherapie-Protokolls darstellt [36]. BCNU wurde eliminiert, weil wegen der resultierenden Thrombocytopenien oft längere Therapiepausen erforderlich waren, in denen bei einigen Patienten ein erneutes Tumorwachstum beobachtet wurde. Die Laufzeit des Protokolls ist zu kurz, um die Ergebnisse einer kritischen Analyse unterziehen zu können. Die Kom-

binations-Chemotherapie-Protokolle nach Rosen haben in deutschen und österreichischen Kliniken eine sehr weite Verbreitung gefunden mit unterschiedlichem Erfolg.

8.7 Prognostische Faktoren

Retrospektive und prospektive Analysen von Therapiestudien haben inzwischen wichtige prognostische Faktoren bei der Behandlung des Ewing-Sarkoms herauskristallisiert, die in Zukunft für das Aufstellen eines risikoangepaßten Therapiekonzeptes von Bedeutung sein könnten.

- *Metastasen:* Das Vorhandensein und das Ausmaß von sichtbaren Metastasen verschlechtern die Prognose zweifellos am stärksten [7].

Lokalisation und Prognose

- *Lokalisation:* Die Tumorlokalisation beeinflußt die Prognose in der folgenden Weise: Becken-, Wirbelsäulen-, Rippen- oder Kiefertumoren haben die schlechteste Prognose. Proximale Lokalisationen, wie Femur oder Humerus, haben eine schlechtere Prognose als distale Lokalisationen wie Radius, Ulna, Tibia, Fibula und Fuß [7, 36].

Allgemeinsymptome

- *Systemische Symptome:* Patienten mit Fieber und anderen Allgemeinsymptomen und Patienten mit einer kurzen Anamnese haben eine schlechtere Prognose [7]
- *LDH:* Patienten mit einer erhöhten Serumlaktatdehydrogenase haben in vielen Untersuchungen eine schlechtere Prognose [7]. Die Tumorzellen weisen eine hohe Glykolyserate auf, die zu einer erhöhten Laktatsynthese führt. Aus diesem Grund gilt die erhöhte LDH als unspezifischer Indikator für eine Tumorerkrankung. ***Erhöhte LDH-Spiegel korrelieren mit der Masse des Primärtumors.*** Die Tendenz einer schlechteren Prognose bei Patienten mit einem erhöhten LDH-Spiegel steht im Bezug zu der Tumormasse. Die LDH kann als Antwort auf eine Therapie als Tumorindikator von Wert sein [36].
- *Histologie:* Von einzelnen Autoren wird die großzellige Variante des Ewing-Sarkoms mit einer schlechteren Prognose belegt [24].

8.8 Zweittumoren

Sekundärtumoren

Neben einzelnen Fallberichten über wohl zufälliges Auftreten eines zweiten Malignoms nach erfolgreicher Behandlung eines Ewing-Sarkoms wird in der Literatur insbesondere auf zwei typische therapieinduzierte Malignome hingewiesen:
Nach einer Latenzzeit von 6–10 Jahren können sich in dem bestrahlten Areal strahleninduzierte ***Osteosarkome*** entwikkeln [47, 11]. Um dieses Risiko so klein wie möglich zu halten, ist die niedrigste Strahlendosis zu fordern, die mit dem Ausmerzen des lokalen Tumors vereinbar ist.
Das Auftreten einer ***akuten myeloischen Leukämie*** (AML) nach erfolgreicher Behandlung eines Ewing-Sarkoms wurde erstmals von Smithon et al. [45] beschrieben. Die Diagnose AML wurde 16 Monate nach Beginn von Chemotherapie und Strahlentherapie bei einem 16-jährigen Jungen mit einem Ewing-Sarkom der Fibula gestellt. Es gibt noch weitere Fallberichte über behandlungsinduzierte akute myeloische Leukämien. Morphologisch und klinisch liegt eine Ähnlichkeit mit sekundären akuten myeloischen Leukämien bei Patienten mit Morbus Hodgkin vor. Auch das Risiko muß ähnlich hoch angesetzt werden, wie für Hodgkin-Patienten mit ca. 5% über eine Beobachtungszeit von 20 Jahren. Auch bei unseren eigenen Patienten mußten wir in einem Fall eine akute myeloische Leukämie bei einem 10 Jahre alten Jungen nach Diagnose und erfolgreicher Behandlung eines ausgedehnten Becken-Ewing-Sarkoms diagnostizieren [8, 42]. Die Aussichten, eine therapieinduzierte AML in Remission zu bringen, müssen als extrem ungünstig angesehen werden.

8.9 Ausblick

Die Gesellschaft für Pädiatrische Onkologie hat auf ihrer Tagung im Dezember 1980 beschlossen, ausgehend von einer kritischen Analyse bestehender Therapiestudien, eine Studie zur Behandlung des Ewings-Sarkoms bei Kindern und Jugendlichen ins Leben zu rufen, die das Ziel hat, die Behandlungsergebnisse durch den optimalen Einsatz der Behandlungsmodalitäten Chemotherapie, Radiotherapie und Operation zu verbessern.

Wegen der weiten Verbreitung der Therapieprotokolle nach Rosen in deutschen und österreichischen Kliniken wurde das Chemotherapiekonzept sehr eng an das T_9-Protokoll nach Rosen angelehnt. Die vier beim Ewing-Sarkom als wirksam angesehenen Medikamente Vincristin, Actinomycin D, Cyclophosphamid und Adriamycin kommen in hoher Dosis miteinander kombiniert zum Einsatz (Abb. 8.1).

Aggressives Therapieprotokoll

Dieses aggressive Chemotherapieprotokoll bedarf einer intensiven supportiven Behandlung, um die Gefährdung des Patienten so gering wie möglich zu halten [9, 10], und sollte nur von onkologischen Zentren mit großer chemotherapeutischer Erfahrung angewandt werden.

Die Lokaltherapie erfolgt nach einer initialen Chemotherapie von 2 Zyklen [17], vorausgesetzt der Tumor spricht sichtbar auf die initiale Chemotherapie an. Das Ansprechen läßt sich dokumentieren durch Abnahme von Schmerz und Schwellung oder durch Verringerung der szintigraphischen Aktivitätsanreicherung im Tumorbezirk. In einzelnen Fällen wird der Angiographie eine besondere Bedeutung für die Beurteilung des Ansprechens zugeschrieben. Bei dokumentierbarer Tumorprogression muß die Lokaltherapie sofort durchgeführt werden. Da nicht auf Chemotherapie reagierende Ewing-Sarkome erfahrungsgemäß auch schlecht auf die Bestrahlung ansprechen, sollte in diesen Fällen einer radikalen operativen Kontrolle des Tumors unbedingt der Vorzug gegeben werden.

Die Art der Lokaltherapie wird individuell für jeden Patienten entschieden. Patienten, die bestrahlt werden, fallen unter eine Randomisation hinsichtlich der angewandten Strahlendosis von 6000 rad Tumordosis versus 4600 rad Tumordosis bei einer Bestrahlung des Gesamtknochens mit 3600 rad. Ziel ist eine Antwort auf die Frage, ob sich durch Verringerung der Gesamttumorstrahlendosis bei gleichbleibender lokaler Kontrolle eine Verminderung der Behandlungsmorbidität erzielen läßt.

Die Ziele der kooperativen Studie der Gesellschaft für Pädiatrische Onkologie charakterisieren die Problematik der derzeitigen Behandlung von Patienten mit Ewing-Sarkom: Wegen der schlechten Prognose müssen einerseits die Therapieergebnisse durch aggressiveren Einsatz der bestehenden Behandlungsmöglichkeiten verbessert werden, andererseits muß man die Folgen der Behandlung für

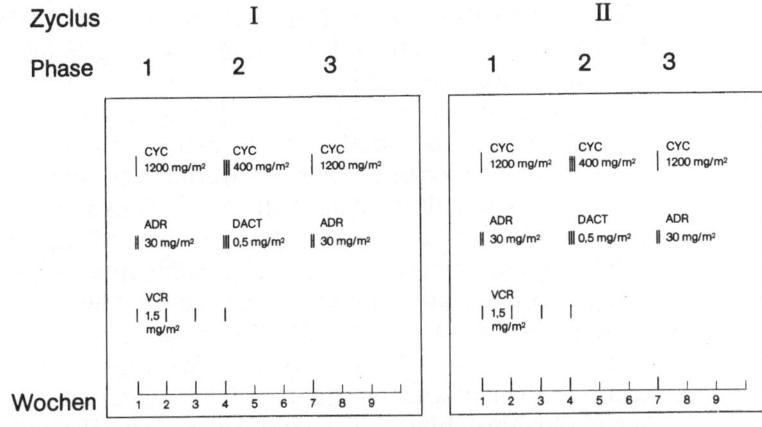

Lokaltherapie

Alternativen:

1) Radiotherapie
(6000 rad vs. 4600 rad)

2) Operation
(makroskopisch radikal, **ohne** vollständige Entfernung des betroffenen Knochens)
\+
Radiotherapie (3600 rad)

3) Operation
(makroskopisch radikal, **mit** vollständiger Entfernung des betroffenen Knochens)
Keine Radiotherapie

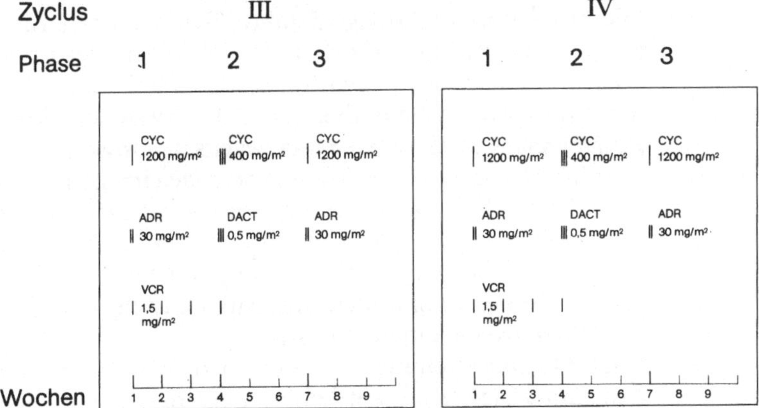

Abb. 8.1. Das Konzept der kooperativen Ewing-Sarkom-Studie (CESS 81) der Gesellschaft für Pädiatrische Onkologie (GPO)

die geheilten Patienten so klein wie möglich halten. Dies bezieht sich nicht nur auf Wachstumsstörungen des bestrahlten Knochens, sondern auch auf den Verlust von Lebensqualität für einen amputierten Patienten. Ob die Implantation von Endoprothesen bei jungen Patienten auf lange Sicht eine Verbesserung der Morbidität bringt, kann noch nicht beurteilt werden. Auftretende Leukämien weisen auf die Grenzen der bestehenden Behandlungsmöglichkeiten hin, insbesondere in der Kombination von kanzerogenen Zytostatika mit kanzerogenen Strahlen.
Erste Ergebnisse der Studie CESS 81 lassen einerseits eine deutliche Senkung der pulmonalen Metastasierungsrate erhoffen, deuten andererseits eine Überlegenheit operativer Maßnahmen hinsichtlich der lokalen Kontrolle im Vergleich zur Strahlentherapie an [18, 19].

8.10 Zusammenfassung

In der Behandlung des Ewing-Sarkoms bei Kindern und Jugendlichen konnten vielversprechende Erfolge erzielt werden mit einer multidisziplinären Behandlung unter Einsatz aller Behandlungsmodalitäten: ***aggressive Chemotherapie, Bestrahlung und/oder Operation.***
Die historische ca. 10%ige 5-Jahresüberlebensrate für Patienten mit Ewing-Sarkom nach alleiniger Bestrahlung oder Operation des Primärtumors ist durch den Einsatz der aggressiven Chemotherapie auf inzwischen ***50–80% Rezidivfreiheit nach 5 Jahren*** angewachsen. Obwohl die Bestrahlung bei der lokalen Tumorkontrolle eine ganz wichtige Rolle spielt, ist dennoch die Verbesserung der Behandlungsergebnisse zurückzuführen auf den Einsatz einer aggressiven Chemotherapie. Der Grund liegt in der frühen Elimination von Mikrometastasen in der Lunge, die das lebensbegrenzende Organ darstellt.
Nach Diagnosestellung sollte der betroffene Patient einem Zentrum zugewiesen werden, in dem die beschriebenen Behandlungsmöglichkeiten vorhanden sind. Das weitere Vorgehen muß in enger Zusammenarbeit zwischen dem betreuenden Kinderarzt bzw. Internisten, dem Orthopäden bzw. Chirurgen und dem Radiotherapeuten geplant werden.

Spätschäden

Nach Behandlungsabschluß ist die sorgfältige Überwachung des Patienten in enger Zusammenarbeit zwischen Hausarzt und Tumorzentrum von größter Wichtigkeit, um ein evtl. auftretendes Rezidiv frühzeitig erkennen zu können. Weiterhin sollten die Spätschäden von Chemo- und Strahlentherapie in Betracht gezogen sein. Diese umfassen ***Kardiomyopathien,*** insbesondere nach Adriamycin, ***Wachstums- und Hormonstörungen*** als Bestrahlungsfolge und nicht zuletzt ***Sekundärtumoren,*** wie das Osteosarkom im Bestrahlungsgebiet oder die ***akute myeloische Leukämie*** nach Chemotherapie und Bestrahlung. Solche Spätschäden stehen jedoch in keinem Verhältnis zu dem Erfolg der angewandten multidisziplinären Therapie.

Literatur

1. Angervall L, Enzinger FM (1975) Extraskeletal neoplasm resembling Ewing's sarcoma. Cancer 36: 240–251
2. Bethge JFJ (1955) V. Die Ewingtumoren oder Omoblastome des Knochens. Differentialdiagnostische und kritische Erörterungen. Ergeb Chir Orthop 39: 327–425
3. Dahlin DC (1978) Bone tumors. General aspects and data on 6.221 cases. Thomas, Springfield, pp 274–287
4. Ewing J (1921) Diffuse endothelioma of bone. Proc NY Path Soc 21: 17–24
5. Falk S, Alpert M (1957) Five year survival of patients with Ewing's sarcoma. Surg Gynaecol Obstet 124: 319–324
6. Freemann AI, Sachatello C, Gaeia J, Shah NK, Wang JJ, Sinks LF (1972) An analysis of Ewing's tumor in children at Roswell Park Memorial Institute. Cancer 29: 1563–1569
7. Glaubiger DL, Makuch R, Schwarz J, Levine AS, Johnson RE (1980) Determination of prognostic factors and their influence of therapeutic results in patients with Ewing's sarcoma. Cancer 45: 2213–2219
8. Göbel U, Salzer M, Remy R, Sekera J (1979) Resektion eines primär inoperablen Ewing-Sarkoms des Beckens. Klin Pädiat 191: 234–238
9. Göbel U, Jürgens H, Ebell W, Wahn V (1980) Blutbild, Infektionen und supportive Therapie während der Chemotherapie solider Tumoren nach dem T2- und T6-Protokoll. Klin Pädiat 192: 517–522
10. Göbel U (1981) Supportive Maßnahmen bei der Chemotherapie des Ewing-Sarkoms nach dem Protokoll CESS 81. Klin Pädiatr 193: 245–252
11. Greene MH, Glaubiger DL, Mead GD, Fraumeni Jr JF (1979) Subsequent cancer in patients with Ewing's sarcoma. Cancer Treat Rep 63: 2043–2046
12. Hustu HO, Holton C, James Jr D, Pinkel D (1968) Treatment of Ewing's sarcoma with concurrent radiotherapy and chemotherapy. J Pediat 73: 249–251
13. Huvos AG (1979) Ewing's sarcoma. In: Huvos AG (ed) Bone tumors.

Diagnosis, treatment and prognosis. Saunders, Philadelphia, pp 322–344
14. Jaffe N, Traggis D, Salian S, Cassady JR (1976) Improved outlook for Ewing's sarcoma with combination chemotherapy (Vincristine, Actinomycin D and Cyclophosphamide) and radiation therapy. Cancer 38: 1925–1930
15. Johnson RE, Pomeroy TC (1975) Evaluation of therapeutic results in Ewing's sarcoma. Am J Roentgenol Radium Ther Nucl Med 123: 582–587
16. Jürgens H, Remy R, Göbel U (1980) Maligne Knochentumoren bei Kindern und Jugendlichen. Dtsch Ärzteblatt 77: 889–894
17. Jürgens H (1981) Ewing-Sarkom bei Kindern und Jugendlichen: Planung einer kooperativen Therapiestudie der Gesellschaft für Pädiatrische Onkologie (CESS 81). Klin Pädiat 193: 252–256
18. Jürgens H, Cserhati M, Göbel U, Gutjahr P, Jobke A, Kaatsch P, Kühl J, Sekera J, Winkler K (1983) Die kooperative Ewing-Sarkom Studie CESS 81 der GPO: Zwischenbericht. Klin Pädiat 195: 207–213
19. Jürgens H, Cserhati M, Göbel U, Gutjahr P, Winkelmann W, Winkler K (1983) Initial chemotherapy prior to local therapy in patients with primary Ewing's sarcoma: Preliminary results of a German cooperative study. Proc Am Soc Clin Oncol 2: 233 (Abstract No. C 911)
20. Kittredge RD (1970) Arteriography in Ewing's Tumor. Radiology 97: 609–610
21. Kotz R, Kogelnik HD, Salzer-Kuntschik M, Lechner G (1977) Problems of local recurrence in patients with Ewing's sarcoma. Österr Z Onkol 4: 7–12
22. Lücke A (1866) Beiträge zur Geschwulstlehre. III Lympho-Sarcom der Achseldrüsen; embolische Geschwülste der Lungen; allgemeine Leukämie – Tod. Virchows Arch (Pathol Anat) 35: 524–539
23. Meister P, Gokel JM (1978) Extraskeletal Ewing's sarcoma. Virchows Arch. A Path Anat and Histol 378: 173–179
24. Nascimento AG (1980) A clinicopathologic study of 20 cases of large-cell (atypical) Ewing's sarcoma of bone. Am J Surg Pathol 4: 29–36
25. Nesbit ME (1976) Ewing's sarcoma. Cancer Journal for Clinicians 26: 174–180
26. Oldham RK, Pomeroy TG (1972) Treatment of Ewing's sarcoma with adriamycin (NSC-123127) Cancer Chemother Rep 56: 635
27. Perez CA, Razek A, Tefft M, Nesbit M, Burgert O, Jr, Kissane J, Vietti T, Gehan EA (1977) Analysis of local tumor control in Ewing's sarcoma. Preliminary results of a Cooperative Intergroup Study. Cancer 40: 2864–2873
28. Phillips RF, Higinbotham NL (1967) The curability of Ewing's endothelioma of bone in children. J Pediat 70: 391–397
29. Price CHG, Jeffree GM (1977) Incidence of bone sarcoma in SW England 1946–74, in relation to age, sex, tumour site and histology. Br J Cancer 36: 511–522
30. Pritchard DJ, Dahlin DC, Dauphine RT, Taylor WF, Beabout JW (1975) Ewing's sarcoma. A clinicopathological and statistical analysis of patients surviving five years or longer. J Bone Joint Surg (Am) 57: 10–16
31. Razek A, Perez CA, Tefft M, Nesbit M, Vietti T, Burgert Jr EO, Kissane J, Pritchard DJ, Gehan EA (1980) Intergroup Ewing's sarcoma stu-

dy. Local control related to radiation dose, volume, and site of primary lesion in Ewing's sarcoma. Cancer 46: 516–521

32. Rosen G, Caparros B, Mosende C, McCormick B, Huvos AG, Marcove RC (1978) Curability of Ewing's sarcoma and considerations for future therapeutic trials. Cancer 41: 888–899
33. Rosen G, Wollner N, Tan C, Wu SJ, Hajdu SI, Cham W, D'Angio GJ, Murphy MI (1974) Disease-free survival in children with Ewing's sarcoma treated with radiation therapy and adjuvant four-drug sequential chemotherapy. Cancer 33: 384–393
34. Rosen G, Jürgens H, Nirenberg A, Jereb B, Huvos AG, Marcove RC (1981) Combination chemotherapy (T-6) in the multidisciplinary treatment of Ewing's sarcoma. Natl Cancer Inst Monogr 56: 289–299
35. Rosen G (1980) Chemotherapy of musculosceletal sarcomas. In: Burchenal JH, Oettgen HF (eds) Cancer: Achievements, challenges and prospects for the 1980's. Greene and Stratton, New York
36. Rosen G, Caparros B, Nirenberg A, Marcove RC, Huvos AG, Kosloff C, Lane J, Murphy ML (1981) Ewing's sarcoma: Ten-year experience with adjuvant chemotherapy. Cancer 47: 2204–2213
37. Samuels ML, Howe GD (1967) Cyclophosphamide in the management of Ewing's sarcoma. Cancer 20: 961–966
38. Salzer-Kuntschik M (1972) Zum Problem der histologischen Diagnose „Ewing-Sarkom". Verh Dtsch Ges Path 56: 629
39. Salzer-Kuntschik M (1976) Cytologic and cytochemical behaviour of primary malignant bone tumors. In: Grundman E (ed) Malignant bone tumors. Springer, New York, pp 145–156
40. Salzer-Kuntschik M, Wunderlich M (1971) Das Ewing-Sarkom in der Literatur: Kritische Studien zur histo-morphologischen Definition und zur Prognose. Arch Orthop Unfall-Chir 71: 297–306
41. Sauer O (1976) Bessere Prognose in der Behandlung des Ewing-Sarkoms durch kombinierte Strahlen- und Chemotherapie. Mschr Kinderheilk 124: 679–683
42. Schmitt-Gräff A, Jürgens H, Göbel U, Ritter J, Lübbesmeier A, Borchard F (1981) Acute monocytic leukemia complicating combined modality therapy for localized childhood Ewing's sarcoma. J Cancer Res Clin Oncol 102: 93–97
43. Seeber S, Gallmeier WM, Bruntsch U, Osieka R, Schmidt CG (1974) Fortschritte in der Therapie des Ewing-Sarkoms. Dtsch Med Wschr 99: 883–887
44. Seeber S, Siemers E, Höffken K, Schmidt CG, Holfeld H, Schmitt G, Scherer E (1979) Kombinierte Chemo- und Radiotherapie des lokalisierten und metastasierten Ewing-Sarkoms. Dtsch Med Wschr 104: 804–807
45. Smithon WA, Burgert EO Jr, Childs DS, Hoagland HC (1978) Acute myelomonocytic leukemia after irradiation and chemotherapy for Ewing's sarcoma. Mayo Clin Proc 53: 757–759
46. Stell H (1982) Das Ewing-Sarkom bei Kindern und Jugendlichen: Die Entwicklung eines multimodalen Behandlungskonzeptes. Med Dissertation Universität Düsseldorf
47. Strong LC, Herson J, Osborne BM, Sutow WW (1979) Risk of radiation-related subsequent malignant tumors in survivors of Ewing's sarcoma. J Natl Canc Inst 62: 1401–1406

48. Tan CE, Etcubanas E, Wollner H, Rosen G, Murphy ML, Krakoff IH (1972) Adriamycin in children with acute leukemia and other neoplastic diseases. In: Carter SK, DiMarco A, Ghione M, Krakoff IH, Mathé G (eds) International Symposium on Adriamycin Milan 1971. Springer, Berlin Heidelberg New York, pp 204–212
49. Tefft M, Chabora B McC, Rosen G (1977) Radiation in bone sarcomas. A re-evaluation in the era of intensive systemic chemotherapy. Cancer 39: 806–816
50. Vohra VG (1967) Roentgen manifestations in Ewing's sarcoma. Cancer 20: 727–733
51. Wigger HJ, Salazar GH, Blane WA (1977) Extraskeletal Ewing's sarcoma. An ultrastructural study. Arch Pathol Lab Med 101: 446–449

9 Ultraschall in der Tumordiagnostik

D. Weitzel

Die Ansatzpunkte der Sonographie in der pädiatrischen Tumordiagnostik ergeben sich aus folgenden Aspekten: 1. der Möglichkeit der direkten Weichteildifferenzierung, 2. dem maßstabgerechten Schnittbildcharakter der Tomogramme, 3. der Risikolosigkeit der Methode.

Eine Weichteildifferenzierung ist deshalb möglich, weil Dichteunterschiede im Gewebe zur Reflexion der Schallwellen führen, und die Schallschwächung in Flüssigkeit deutlich geringer ist als in Gewebe. Damit läßt sich Flüssigkeit von Gewebe unterscheiden, zugleich können Gewebe unterschiedlichen makroskopischen Aufbaus differenziert werden. Große Impedanzunterschiede wie z. B. zwischen Weichteilen und Luft oder Verkalkungen führen zur Totalreflexion des Schalls und verhindern damit weitere Aussagen.

Für die maßstabgerechte Schnittbilddarstellung ist maßgeblich, daß die Schallgeschwindigkeit in Weichteilen und Flüssigkeit annähernd konstant ist, so daß bei Aufzeichnung der Reflexionen entsprechend ihren Laufzeiten und entsprechend den jeweiligen Senderpositionen ein maßstabgerechtes Schnittbild entsteht.

Erfolgt die Abtastung des Körpers durch manuelles Verschieben des Senders, so spricht man von Speicherverfahren; den Real-Time-Verfahren dagegen liegt die schnelle automatische Abtastung zugrunde.

Geräteauswahl

Bezüglich der Geräteauswahl für die Pädiatrie sind folgende Gesichtspunkte zu bedenken:

a) Da Auflösungsvermögen und Eindringtiefe von Ultraschallwellen in einem reziproken Verhältnis stehen, ist es notwendig, die Schallkopffrequenz auf die Körpergröße des Kindes abzustimmen. ***Bei Säuglingen*** sind ***Schallkopffrequenzen von 5–8 MgHz*** angezeigt, ***in den übrigen Altersstufen*** ist wie bei Erwachsenen eine Frequenz von ***3–3,5 MgHz*** erforderlich.

b) Zur Eliminierung der diagnostisch nicht verwendbaren Nahbereichszone des Senders aus dem Untersuchungsgebiet und zur besseren Ankopplung des Applikators an die meist mageren kindlichen Körper ist ein Gerät mit ***Wasservorlaufstrecke*** wünschenswert. Angesichts der technischen Vervollkommnung der Real-Time-Maschinen und der Schwierigkeit, Kinder mit Speicherbildverfahren zu untersuchen, sind heutzutage ***nur noch Real-Time-Geräte*** für die Pädiatrie zu empfehlen.

Detaillierte Angaben über die physikalischen und apparativen Grundlagen der Ultraschalldiagnostik finden sich in Ultraschallehrbüchern [25, 54] und in einer Monographie von Krestel [42].

9.1 Möglichkeiten der Weichteildifferenzierung

Schon sehr früh erkannte man, daß die Sonographie Zysten von soliden Raumforderungen unterscheiden kann [18]. Wenngleich zwischenzeitlich eine Fülle von Literatur zu diesem Aspekt vorliegt und die prinzipielle Leistungsfähigkeit der Methode in dieser Frage unbestritten ist, darf doch nicht übersehen werden, daß die biologischen Gegebenheiten sich nur bedingt auf diese einfache Polarisierung reduzieren lassen. Da es immer um eine medizinische Diagnose und nicht um eine physikalische Charakterisierung geht, ist jede RF mit folgenden Fragen anzugehen: 1. Größe und Lokalisation, 2. Binnenstruktur und Schallschwächung, 3. Form, 4. solitärer oder multipler Prozeß. Das komplexe Beziehungsgefüge zwischen diesen Gesichtspunkten sei im Folgenden beispielhaft besprochen.

Am einfachsten ist die Diagnose, wenn eine solitäre große RF vorliegt, die sich reflexfrei mit glatten Wänden bei kugeliger oder ovaler Form darstellt, die zudem eine nur geringe Schallschwächung zeigt, was unter adäquater Geräteeinstellung zu einer Echoverstärkung hinter der RF führt. Bei einer solchen Konstellation der Befunde liegt mit Sicherheit eine ***Zyste*** vor. Finden sich bei ansonsten gleichen Befunden feine Reflexe in der RF, so kann es sich dennoch um eine Zyste handeln [10, 27, 37, 82]. Es können sogar stärkere unregelmäßig verteilte Echos auftreten, so etwa beim ***Abszeß;*** in einem solchen Fall kommt es jedoch bei längerem Liegen des Patienten zu einer Sedimentierung der die Reflexe hervorrufenden Strukturen, so daß eine regelrechte Spiegelbildung feststellbar sein kann. Auch ***Hämatome*** gehen nicht mit einem einheitlichen Schallbild einher: Frische Prozesse erscheinen häufig reflexreich, während 3–4 Wochen alte gewöhnlich reflexfrei imponieren [94].

Tumordiagnostik

Das Fehlen von Echos in einer RF ist kein Ausschlußkriterium für das Vorliegen eines soliden ***Tumors.*** So gelingt es bei sehr homogen aufgebauten Tumoren wie etwa Lymphomen nicht, Impedanzunterschiede zu erfassen. Der Flüssigkeitsnachweis ist erst dann erbracht, wenn neben der Reflexfreiheit eine verminderte Schallschwächung der RF festzustellen ist. Dieses Kriterium wird jedoch erst verläßlich, wenn der Schallstrahl eine gewisse Strecke durch die RF zurückgelegt hat, d.h. etwa ab einer Tumorgröße von 2 cm. Zu bedenken ist allerdings, daß mit zunehmender Viskosität einer Flüssigkeit auch die Schallschwächung zunimmt, so daß im Extremfall der Eindruck eines soliden Gewebes hervorgerufen werden kann [21].

Sieht man einmal davon ab, daß manche Tumoren an der Veränderung der Organkontur und/oder Organstrukturen erkennbar sein können, so hängt ihr Nachweis davon ab, wie markant sich ihr Reflexmuster von dem des umgebenden Gewebes unterscheidet. Daher kann das Erkennen z.B. von ***Lipomen*** im freien Abdomen schwierig sein, da der für Fettgewebe charakteristische Reflexreichtum ähnlich dem Reflexmuster ist, das durch Darmschlingen und retroperitoneales Fettgewebe hervorgerufen wird [6]. Das Erkennen eines soliden Tumors hängt somit nicht nur von der Größe ab, sondern ebenso davon, daß innerhalb der RF deutlich andere Impedanzgegebenheiten bestehen als in ihrer Umgebung, oder aber sie muß eine erkennbare Kapsel haben.

Andere Schwierigkeiten treten bei multiplen RFen auf. So können ***Zystennieren*** durchaus mit einem zahlreiche Nekrosehöhlen enthaltenden Tumor verwechselt werden, wenn die in der Regel unterschiedliche Form der Flüssigkeitsräume nicht beachtet wird. Die kleinen Zysten sind meist kugelig, die Nekrosehöhlen unregelmäßig geformt. Auch das Verhältnis zwischen zystischen und geweblichen Anteilen kann zur Beurteilung herangezogen werden. Beim Vorliegen einer Zystenniere überwiegen gewöhnlich

die zystischen Bereiche, beim zerfallenen Tumor die geweblichen.
Trotz Berücksichtigung aller zur Verfügung stehenden Kriterien kann mitunter die für die Therapie notwendige Sicherung der Diagnose nicht erbracht werden. Dennoch ist ein Rückgriff auf invasive Methoden meist nicht erforderlich, wenn man die Informationen aus verschiedenen nicht-invasiven Verfahren zusammenträgt. Hierzu zählt auch die unter Ultraschallsicht durchführbare Feinnadelbiopsie, die zytologische, biochemische und baktereologische Analysen ermöglicht [83, 70, 62].

9.2 Möglichkeiten des maßstabgerechten Schnittbildes

Im Unterschied zur Computertomographie kann sonographisch die Schnittebene frei gewählt werden. Dies erschwert dem unerfahrenen Betrachter zwar die Bilddeutung, macht es aber möglich, topographische Zusammenhänge klarer zu erfassen. Hinzu kommt, daß mit Real-Time-Geräten die optisch größte Längs- und Querschnittfläche von Organen und RFen leicht darstellbar und bei Wiederholungsuntersuchungen auch durch verschiedene Untersucher jederzeit reproduzierbar ist [90]. Die Abbildungstechnik eröffnet somit zwei wesentliche diagnostische Möglichkeiten: 1. die umfassende Darstellung der topographischen Anatomie einer RF, 2. die Quantifizierbarkeit einer RF.

9.3 Möglichkeiten, die sich aus dem fehlenden Untersuchungsrisiko ergeben

Nach bisherigem Wissensstand ist die Sonographie frei von Nebenwirkungen [5]. Da die Untersuchung den Patienten auch nicht belästigt, ist eine großzügige Indikationsstellung gerechtfertigt. Daraus haben sich neue Perspektiven für die Früh- und Verlaufsdiagnostik von RFen ergeben. So können Patienten mit Symptomen und Erkrankungen, die mit erhöhter Tumorinzidenz einhergehen [31], regelmäßig sonographisch überwacht werden, d.h., es ist möglich, RFen zu erfassen, bevor sie klinisch manifest sind. Das gleiche gilt für ein frühzeitiges Erkennen von Rezidiven und Metastasen. Bei präoperativer Chemo- und Strahlentherapie ergibt sich zudem die Möglichkeit, durch kurzfristige Bestimmung des Tumorvolumens und der Tumorstruktur Rückschlüsse auf den Effekt der Therapie zu ziehen. So ließ sich z.B. bei soliden Nierentumoren nachweisen, daß unter standardisierter Vorbehandlung die Regression der RF abhängig war von ihrer Histologie [1]. Nicht der potentielle Rückschluß auf die Histologie ist dabei wesentlich, sondern die ***Möglichkeit der optimalen Therapiesteuerung.***

9.4 Anwendungsmöglichkeiten der Sonographie in den einzelnen Körperregionen

9.4.1 Schädel

Obwohl die Diagnostik im Bereich des Schädels zu einer Domäne der Computertomographie geworden ist, erfuhr die sonographische Zerebraldiagnostik in jüngster Zeit eine Renaissance. Wichtigste topographische Orientierungspunkte stellen die Falx cerebri, die Seitenventrikel und der dritte Ventrikel dar. Diagnostizierbar sind Hydrozephali, Hirnblutungen und Hirntumoren [80]. Gute Ergebnisse werden jedoch nur in der Neugeborenenphase und im frühen Säuglingsalter erzielt. Bei geschlossener Fontanelle und dicken Schädelknochen sind die Darstellungsmöglichkeiten sehr begrenzt.

9.4.2 Hals

Hier sind als Bezugspunkte zu nennen die Schilddrüse, der M. sternocleidomastoideus, die A. carotis, V. jugularis externa und interna und die Parotis. Aus der Erwachsenenmedizin ist die Differenzierbarkeit von RFen der Schilddrüse bekannt [36]. Dies dürfte auf die Pädiatrie übertragbar sein. Nachzuweisen sind auch Lymphknotenvergrößerungen und Lymphknotenabszedierungen. Von differenzialdiagnostischem Wert ist die Möglichkeit, die Entwicklung der Lymphknotengröße unter probatorischer Therapie zu beobachten. Wenngleich noch keine Berichte darüber vorliegen, ist zu erwarten, daß sich Lymphangiome, mediale und laterale Halszysten als zystische RFen in ihrer topographischen Beziehung erfassen lassen. Hochfrequente Schallköpfe möglichst mit Wasservorlauf sind für die Halsdiagnostik erforderlich.

9.4.3 *Thorax*

Die Orientierung erfolgt hier an der Thoraxwand, am Herzen und am Diaphragma. Der Diagnostik zugänglich sind nur Bereiche, die nicht von Luft oder Knochen überlagert sind. Ein Zugang ist daher nur durch die Interkostalräume und durch die knorpeligen Rippenanteile möglich. Da die Lunge mit Ultraschall nicht zu durchdringen ist, sind außer im Bereich des Herzens nur thoraxwandnahe Prozesse zu diagnostizieren [96]. Besonders bewährt hat sich die Sonographie in der Differenzierung radiologisch nachgewiesener ***Pleuraverschattungen*** [46]. Ponhold [64] verweist auf die Unterscheidung supra- und infradiaphragmaler Prozesse. Desweiteren sind ***Tumoren des vorderen und hinteren Mediastinums*** nachweisbar. ***Am Herzen*** ist die Differenzierung zwischen Perikarderguß, Perikardzyste und myogener Herzdilatation hervorzuheben. Herztumoren sind bisher nur bei Erwachsenen beschrieben [66, 86]. In der Thoraxdiagnostik ist besonders zu beachten, daß das Kriterium der Schallschwächung nicht prüfbar ist, da durch die Totalreflexion des Ultraschalls an Luft die schallkopfferne Begrenzung einer RF sich sehr reflexreich abbildet und tiefer gelegene Referenzstrukturen nicht zur Darstellung kommen.

9.4.4 *Abdomen*

a) Bauchwand. Als äußerer Orientierungspunkt dient der Nabel, in der Bauchwand selbst lassen sich die einzelnen Muskeln unterscheiden. Es ist erkennbar, ob eine RF in der Bauchwand lokalisiert ist wie beispielsweise ein Abszeß oder eine Hernie [14], oder ob lediglich eine enge Beziehung zwischen Bauchwand und RF besteht. Beispiele für letzteres sind die Urachuszyste [89] oder das Meckel-

'sche Divertikel. Einschränkend ist festzuhalten, daß gefüllte Darmschlingen einen bauchwandnahen Tumor vortäuschen können. Verlaufsuntersuchungen können in einem solchen Fall Klarheit schaffen.

b) Leber, Gallenblase und Gallenwege. Die Leber ist sonographisch in ihrer charakteristischen Form unmittelbar darstellbar, die Gallenblase nur bei nüchternen Patienten; der direkte Nachweis des normalen Choledochus ist im Kindesalter bisher nicht beschrieben, der erweiterte Choledochus läßt sich auf Grund seiner topographischen Beziehung zu V. porta und V. cava inferior identifizieren. Innerhalb der Leber stellen die Aufzweigung der Pfortader, die V. cava inferior und die in diese einmündenden Lebervenen sowie das Diaphragma topographische Bezugspunkte dar. Wichtigster diagnostischer Beitrag ist die Unterscheidung in umschriebene und allgemeine Leberveränderungen. Umschriebene Prozesse sind anhand der oben angegebenen Fragen nach Ausbreitung (solitär-multiple), Form, Größe, Lokalisation, Schallschwächung und Reflexmuster weiter abzuklären. Damit ist in der Regel die Differentialdiagnose, vor allem bei Berücksichtigung klinischer Parameter, wesentlich einzuengen. Im einzelnen wurden beschrieben: Leberzyste [67], Zystenlebern [81], Echinokokkuszysten [32], Leberabszeß [16], benigner Tumor mit Nekrose [12], zystisches Hepatoblastom [58], Hämangiom [22], Hämangiomatose [17], Lebertumoren [41], Leberzelladenom [71], fokale noduläre Hyperplasie [4], hepatozelluläre Karzinome [39], portales Kavernom [79], hepatische Lymphome [26], Lebermetastasen [69, 8]. Aus dieser Auflistung ist nicht der Schluß zu ziehen, daß aus dem Schallbild eine histologische Diagnose abgeleitet werden kann. So kann z. B. ein Hämangiom sowohl als Zyste als auch als solider Tumor imponieren, ein benigner Lebertumor auch eine Nekrosehöhle enthalten, ein Hepatoblastom auch zystisch sein. Überdies können identische Schallbilder durch unterschiedliche Krankheiten hervorgerufen werden. So kann z. B. eine fokale noduläre Hyperplasie dem Bild einer Metastasenleber entsprechen, eine Echinokokkuszyste dem einer kongenitalen Leberzyste, ein Leberabszeß dem einer Lebermetastase. Daraus folgt, daß man bei der Beurteilung von Sonogrammen der Versuchung einer ätiologischen Diagnose widerstehen und sich auf die Befunddeskription oder die Angabe einer Differentialdiagnose beschränken sollte. Solide Tumoren der Gallenwege wurden im Kindesalter bisher nicht beschrieben, wohl aber Choledochuszysten [87].

c) Pankreas. Das Pankreas kommt unmittelbar in seiner topographischen Beziehung zu V. cava inferior, V. porta, V. splenica und A. mesenteria superior zur Abbildung. Lediglich der Schwanzbereich ist häufig durch Magenluft verdeckt. In der Literatur findet sich erst ein Bericht über den Nachweis eines soliden Pankreastumors im Kindesalter [55]. Häufiger wurden Pankreaspseudozysten diagnostiziert [63]. Die Möglichkeit der sonographischen Überwachung hat bei diesem Krankheitsbild das therapeutische Konzept verändert, da innerhalb der ersten drei Monate nach dem Trauma eine große Tendenz zu spontaner Rückbildung nachweisbar war [91, 79].

d) Milz. Dieses Organ tritt sonographisch in seiner charakteristischen Form kranial der linken Niere in Erscheinung. Enge topographische Beziehungen bestehen auch zum Magen und zum Pankreasschwanz. Ebenso wie bei der Leber ist hier zunächst die Differenzierung in allgemeine und umschriebene Veränderungen bedeutsam. Hinsichtlich umschriebener Prozesse liegen Berichte über Echinokokkuszysten [75], kongenitale Milzzysten [15], Milzabszesse [19] und Milzlymphome [13] vor. Einschränkend ist zu erwähnen, daß durch Rippenschatten kleine RFen dem Nachweis entgehen können.

e) Nieren. Die Nieren lassen sich beidseits vertebral in ihrer charakteristischen Form und Binnenstruktur darstellen. Die topographische Beziehung zur V. cava inferior ist unschwer erkennbar, rechts bildet sich sogar die Nierenvene ab. Da sich die Niere für die sonographische Diagnostik sehr gut eignet, liegt eine Fülle Literatur vor; auch methodische Vergleichsstudien (Sonographie-Ausscheidungsurogramm: [88], Sonographie-Angiographie: [85], Sonographie-Computertomographie: [7, 38] sind erschienen, die alle die Aussagekraft der Sonographie unterstreichen. Erfahrungsberichte finden sich über Wilmstumoren [1], Hämartome [73], Angiolipome [51], renale Lymphome [78], xanthogranulomatöse Pyelonephritiden [20], Nierenvenentrombose [68], Nierenabszeß [29], multizystische Niere [9], polyzystische Nieren [49, 81, 56], obstruktive Uropathien [84]. Keine dieser Erkrankungen geht mit einem spezifischen Schallbild einher, dennoch kann unter Berücksichtigung klinischer Befunde und anderer nicht-invasiver Verfahren in der Regel die Diagnose gestellt werden. Besonders zu erwähnen ist, daß eine xanthogranulomatöse Pyelonephritis oder eine frische ***Nierenvenentrombose*** durchaus das Bild eines soliden Nierentumors vortäuschen, daß eine Zystenniere mitunter schwer von einem Tumor mit Nekrosehöhlen zu differenzieren sein kann. Die Möglichkeit, die Tumormasse zu quantifizieren und das Ausmaß der Infiltration bzw. Metastasierung zu beurteilen, ist zur Basis einer deskriptiven Stadieneinteilung geworden [92].

Retroperitoneale Raumforderungen. In der Regel ist in diesem Bereich eine Organzuordnung nur bedingt möglich. Hinweise für das Vorliegen einer reperitonealen RF sind Lageveränderungen der Niere und der großen Bauchgefäße. Am häufigsten diagnostiziert wurden Neuroblastome und Lymphknotenvergrößerungen [28, 93].
Ebenfalls beschrieben sind Nebennierenblutungen [60, 59], Nebennierentumoren [98, 99, 74], paranephritische Abszesse [47, 88], retroperitoneale Teratome [3], extranodale Lymphome [11] und Lymphangiome [52].

Intraperitoneale Raumforderungen. Die fehlende Organ- und Gefäßverdrängung sowie die gute Verschieblichkeit des Tumors unter Palpation stellen Hinweise für eine intraperitoneale Lokalisation dar. Eine sichere Unterscheidung zwischen intra- und retroperitoneale Raumforderungen ist allerdings nicht möglich. Beschrieben sind Ovarialzysten und -tumoren [33, 2], Tubentorsionen [53, 2], Ovartorsion, Darmtumoren [76, 57], Darmduplikaturen [40], enterogene Zysten [34], peritoneale Tumora [97]. Auch der M. Crohn [77] und die Darminvagination [23] können als Raumforderungen imponieren. Einschränkend ist anzumerken, daß gefüllte Darmschlingen Raumforderungen vortäuschen können, daß bei Meteorismus eine sichere Diagnostik nicht durchführbar ist, sich folglich eine antimeterotistische Vorbereitung empfiehlt. Die Exploration im kleinen Becken erfolgt am besten bei gefüllter Blase.

Verschiedenes. Diagnostizierbar, wenngleich im Kindesalter noch nicht beschrieben, sind Harnblasen- und Uterustumoren. Daß sich auch bei Jugendlichen hinter einer vermeindlichen Raumforderung eine Schwangerschaft verbergen kann, zeigte Haller [33]. Bei Neugeborenen kann gelegentlich eine Hydrometrokolpos zu diagnostischen Schwierigkeiten führen, die sonographisch jedoch eindeutig zu klären sind [9]. Apparative Weiterentwicklungen haben zu einer Neubelebung der Hodendiagnostik geführt, zumindest im Erwachsenenalter [24]. Bislang wenig genutzt wird die Möglichkeit der Knochentumordiagnostik, obwohl Ramach 1978 [65] zeigen konnte, daß sonographisch das Ausmaß der Weichteilinfiltration sehr gut zu erfassen ist.

9.5 Stellenwert der Sonographie in der Tumordiagnostik

Aufgrund der Anwendungsbreite, der fehlenden Untersuchungsbelastung und der Aussagekraft kommt der Sonographie ein hoher Stellenwert in der Tumordiagnostik zu. Sie ist sowohl in der Primärdiagnostik als auch in der Verlaufsdiagnostik in eine Schlüsselrolle hineingewachsen.

In der Primärdiagnostik sollte die Sonographie als erste morphologische Methode eingesetzt werden. Durch dieses Vorgehen können andere bildgebende Verfahren zielgerichtet und damit ökonomisch eingesetzt werden. ***In der Regel ist es heute möglich,*** aus diagnostischen Gründen ***auf invasive Verfahren wie z. B. Angiographien und Lymphographien zu verzichten.*** Davon unberührt bleibt freilich, daß aus operativen Gründen der Einsatz invasiver Methoden durchaus noch seine Berechtigung haben kann.

In der Verlaufsdiagnostik kann die Sonographie einerseits als Suchverfahren und andererseits zur Therapiesteuerung eingesetzt werden. Infolge der fehlenden Untersuchungsbelastung können in regelmäßigen Intervallen Kontrolluntersuchungen vorgenommen werden bei Erkrankungen und Symptomen, die mit erhöhtem Tumorrisiko einhergehen, und von erfolgreich behandelten Tumoren, wodurch eine Verbesserung der Früherkennung von Tumoren bzw. Tumorrezidiven erzielt werden kann.

Neue Gesichtspunkte ergeben sich aus der Verlaufsuntersuchung konservativ behandelter und/oder teilresizierter

Tumoren, weil hierdurch der Therapieeffekt objektivierbar wird. Dies erleichtert nicht nur die Steuerung der Therapie wesentlich, sondern kann möglicherweise auch wichtige Erkenntnisse über das Regressionsverhalten von Tumoren vermitteln.
Zum Zeitpunkt der Manuskriptabfassung gelang die Darstellung der Gallenwege beim Kind noch nicht. Dies ist jedoch mit den heute zur Verfügung stehenden hochauflösenden Schallköpfen bereits in der Neugeborenenphase zweifelsfrei möglich.

Literatur

1. Alzen G, Gutjahr P, Weitzel D (1980) Ultraschalluntersuchungen von Wilms-Tumoren Stadium II–IV während der präoperativen Therapie. Klin Pädiatrie 192: 117–122
2. Alzen G, Dinkel E, Dittrich M, Peters H, Weitzel D (1981) Sonographischer Beitrag zur Diagnostik gynäkologischer Erkrankungen im Kindesalter. Ultraschall 2: 135–140
3. Aston JK (1979) Ultrasound demonstration of retroperitoneal teratoma. J Clin Ultrasound 7: 377–378
4. Atkinson GO, Kodroff M, Sones PJ, Gray BB (1980) Focal nodular hyperplasia of the liver in children: A report of three new cases. Radiology 137: 171–174
5. Baker ML, Dalrymple GV (1978) Biological effects of diagnostic ultrasound: A review. Radiology 126: 479–483
6. Behan M, Kazam E (1978) The echographic characteristics of fatty tissues and tumors. Radiology 129: 143–151
7. Berger PE, Munschauer RW, Kuhn JP (1980) Computertomography and ultrasonography of renal and perirenal diseases in infants and children. Relationship to excretory urography in renal cystic disease, trauma, and neoplasma. Pediat Radiol 9: 91–99
8. Bernadino ME, Green B (1979) Ultrasonographic evaluation of chemotherapeutic response in hepatic metastases. Radiology 133: 437–441
9. Bloom DA, Brosman S (1978) The multicystic kidney. J Urol 120: 211–215
10. Bree RL, Silver TM (1979) Differential diagnosis of hypoechoic and anechoic masses with gray scale sonography: New observations. J Clin Ultrasound 7: 249–254
11. Carroli BA, Ta HN (1980) The ultrasonic appearance of extranodal abdominal lymphoma. Radiology 136: 419–423
12. Cimmino CV, Scott DW (1978) Case report: Benign liver tumor with central necrosis. JCU 6: 119–120
13. Cunningham JJ (1978) Ultrasonics findings in isolated lymphoma of the spleen simulating splenic abscess. JCU 6: 377–456
14. Deitch EA, Engel JM (1980) Ultrasonic diagnosis of surgical diseases of the anterior abdominal wall. Surgery, Gyn & Obst 151: 484–488

15. Dembner AG, Taylor KJW (1978) Gray scale sonographic diagnosis: Multiple congenital splenic cysts. JCU 6: 143–214
16. Dewbury KC, Joseph AEA, Sadler GHM, Path MRC, Birch SJ (1980) Ultrasound in the diagnosis of the early liver abscess. Brit J Radiol 53: 1160–1165
17. Ditrich M, Dinkel E (1982) Hepatosplenomegalie. In: Weitzel D, Tröger J (Hrsg) Morphologische Abdominaldiagnostik im Kindesalter. Springer, Berlin Heidelberg New York, S25–30
18. Donald I (1963) Use of ultrasound in diagnosis of abdominal swellings. Brit Med J II: 1154–1155
19. Dubbins PA (1980) Ultrasound in the diagnosis of splenic abscess. Brit J Radiol 53: 488–489
20. Fahr K, Oppermann HC, Schärer K, Greinacher I (1979) Xanthogranulomatous pyelonephritis in childhood. Pediat Radiol 8: 10–16
21. Filly RA, Sommer G, Minton MJ (1980) Characterization of biological fluids by ultrasound and computertomography. Radiology 134: 167–171
22. Frentzel-Beyne B (1980) Das sonographische Bild von Leberhämangiomen. Ultraschall 1: 48–51
23. Friedmann AP, Haller JD, Schneider M, Schussheim A (1979) Sonographic appearance of intussusception in children. AJ Gastroenterol 72: 92–93
24. Friedrich M, Clausen C, Felix R (1980) Neues Ultraschallverfahren in der Diagnostik von Hodenerkrankungen. Dtsch Med Wschr 105: 630–632
25. Gates GF (1978) Atlas of abdominal ultrasonography in children. Churchill Lingstone, New York Edinburgh London
26. Ginaldi S, Bernadino ME, Jing BS, Green B (1980) Ultrasonographic patterns of hepatic lymphoma. Radiology 136: 427
27. Glancy JJ (1979) Fluid-filled echogenic epidermoid cyst of the spleen. J Clin Ultrasound 7: 301–302
28. Goldberg BB, Pollack AM, Capitano MA, Kirckpatrick JA (1975) Ultrasound sonography: An aid in the diagnosis of abdominal masses in pediatric patients. Pediatrics 56: 421–429
29. Goldman SM, Minkin SD, Naraval DC, Diamond AB, Pion SJ, Meringoff BN, Sidh SM, Sanders RC, Cohen SP (1977) Renal carbuncle: The use of ultrasound in its diagnosis and treatment. J Urol 118: 525–528
30. Green B, Bree RL, Goldstein HM, Stanley C (1977) Gray scale evaluation of hepatic neoplasms: Patterns and correlations. Radiology 124: 203–208
31. Gutjahr P, Spranger J (1979) Genetische Aspekte der pädiatrischen Onkologie. Pädiat prax 21: 13–26
32. Hadidi A (1979) Ultrasound findings in liver hydatid cysts. J Clin Ultrasound 7: 365–368
33. Haller JA, Schneider M, Kassner G, Staiano SY, Noyes MB, Campos EM, McPherson H (1977) Ultrasonography in pediatric gynecology and obstetrics. AJR 128: 423–429
34. Haller JO, Schneider M, Kassner EG, Slovis TL, Perl LJ (1978) Sonographic evaluation of mesenteric and omental masses in children. Am J Roentgenol 130: 269–274
35. Hillmann BJ, Smith EH, Gammelgaard J, Holm HH (1979) Ultra-

sonographic-pathologic correlation of malignant hepatic masses. Gastrointest Radiol 4: 361–365

36. Igl W, Fink U (1981) Sonographische Darstellung von Schilddrüsenmalignomen. Tumor Diagnostik 2: 85–90
37. Jaffe CC, Rosenfield AT, Sommer G, Taylor KJW (1980) Technical factors influencing the imgaging of small anechoid cysts by B-scan ultrasound. Radiology 135: 429–433
38. Jaschke W, von Kaick , Palmtag H (1980) Vergleich der Wertigkeit von Echographie und Computertomographie bei der Diagnostik raumfordernder Prozesse der Niere. Fortschr Röntgenstr 132: 145–151
39. Kamin PD, Bernadino ME, Green B (1979) Ultrasound manifestations of hepatocellular carcinoma. Radiology 131: 459–461
40. Kangarlo H, Sample F, Hansen G, Robinson S, Sarti D (1979) Ultrasonic evaluation of abdominal gastrointestinal tract dupication in children. Radiology 131: 191–194
41. Kaude JV, Felman AH, Hawkins IF (1980) Ultrasonography in primary hepatic tumors in early childhood. Pediatr Radiology 9: 77–83
42. Krestel E (1980) Bildgebende Systeme für die medizinische Diagnostik. Siemens Aktiengesellschaft, Berlin München
43. Kuni CC, Johnson ML, Holmes JH (1978) Polycystic liver disease. JCU 6: 332–333
44. Kurtz AB, Rubin C, Goldberg BB (1979) Ultrasound diagnosis of masses elevating inferior vena cava. AJR 132: 401–406
45. Lackner K, Frommhold F, Grauthoff H, Mölder U, Heuser L, Braun G, Buurman R, Scherer K (1980) Wertigkeit der Computertomographie und der Sonographie innerhalb der Pankreasdiagnostik. Fortschr Röntgenstr 132: 509–511
46. Laing FC, Filly RA (1978) Problems in the application of ultrasonography for the evaluation of pleural opacities. Radiology 126: 211–214
47. Laing FC, Jacobs RP (1977) Value of ultrasonography in the detection of retroperitoneal inflammatory masses. Radiology 123: 169–172
48. Landay MJ, Conrad MR (1979) Lung abscess mimicking empyema on ultrasonography. AJR 133: 731–734
49. Lawson TLB, McClennon I, Shirkohda A (1978) Adult polycystic kidney disease: Ultrasonographic and computedtomographic studies. JCU 6: 297–302
50. Lawson T, Albarelli J (1977) Diagnosis of gynecologic pelvic masses by gray scale ultrasonography: An analysis of accuracy and specifity. Am J Roentgenol 128: 1003–1006
51. Lee TG, Henderson SC, Freeny PC, Raskin MM, Benson EP, Pearse HD (1978) Ultrasound findings of renal angiolipoma. JCU 6: 150–155
52. Leonidas JC, Brill PW, Bhan I, Smith T (1978) Cystic retroperitoneal lymphoma in infants and children. Radiology 127: 203–208
53. Lichtman JB (1978) Fallopian tube torsion: A case report. JCU 6: 415–416
54. Lutz H (1978) Ultraschalldiagnostik (B-Scan) in der Inneren Medizin. Lehrbuch und Atlas. Springer, Berlin Heidelberg New York
55. Masterson JB, Bowie JD, Port PB, Elahi CF, Burrington HD, Kranzler J (1978) Carcinoma of the pancreas occuring in a child: A case report with description of gray scale ultrasound findings. JCU 6: 143–214

56. Metreweli C, Garell L (1980) The echographic diagnosis of infantile renal polycystic disease. Ann Radiol 103–107
57. Miller JH, Hindmann BW, Lam AHK (1980) Ultrasound in the evaluation of small bowel lymphoma. Radiology 135: 409–414
58. Miller JH (1981) The ultrasonographic appearance of cystic hepatoblastoma. Radiology 138: 141–143
59. Minneau DE, Koehler PR (1979) Ultrasound diagnosis of neonatal adrenal hemorrhage. AJR 132: 443–444
60. Mittelstaedt CA, Volberg FM, Merten DF, Brill PW (1979) The sonographic appearance of neonatal adrenal hemorrhage. Radiology 131: 453–457
61. Morgan CL, Trought WS, Oddson TA, Clark WM, Rill RP (1980) Ultrasound patterns of disorders affecting the gastrointestinal tract. Radiology 135: 129–135
62. Otto R, Deyhll P (1980) Guided puncture under real-time sonographic control. Radiology 134: 784–785
63. Pokorny WJ, Raffensperger JG (1980) Pancreatic pseudocysts in children. Surgery, Gynecology and Obstetrics 151: 182–184
64. Ponhold W, Czenbirck H (1979) Sonographische Differentialdiagnose supra- und infradiaphragmaler Prozesse. Fortschr Röntgenstr 130: 319–322
65. Ramach W, Kratochwil A (1978) Die Ultraschalldiagnostik in der Orthopädie. In: Kratochwil A, Reinhold E (Hrsg) Ultraschalldiagnostik. Thieme, Stuttgart, S 252–255
66. Roelandt J, Bom N, Hagemeijer F, Hugenholtz PG (1977) Ultrasonic demonstration of right ventricular myxoma. J Clin Ultrasound 5: 191–195
67. Rösch J, Mayer BS, Campbell JR, Campbell TJ (1978) „Vascular“ benign liver cyst in children: Report of two cases. Radiology 126: 747–750
68. Rosenberg ER, Trought WS, Kirks DR, Summer TE, Grossmann H (1980) Ultrasonic diagnosis of renal vein thromboses in neonates. AJR 134: 35–38
69. Rubatelli L, Maschio AD, Candiani F, Miotto D (1980) The role of vascularisation in the formation of echographic patterns of hepatic metastases: Microangiographic and echographic study. Brit J Radiol 53: 1166–1168
70. Saitoh M, Watanabe J, Ohe H, Tanaka S, Itakura Y, Date S (1979) Ultrasonic real-time guidance for percutaneous puncture. J Clin Ultrasound 7: 269–272
71. Sandler MA, Petrocelli RD, Marks DS, Lopez R (1980) Ultrasonic features and radionuclide correlation in liver cell adenoma and focal hyperplasia. Radiology 135: 393–397
72. Sassion C, Douillet P, Cronfalt AM, Odièvre M, Chaumont P, Doyon D (1980) Ultrasonic diagnosis of portal cavernoma in children: A study of twelve cases. Brit J Radiology 53: 1047–1051
73. Scheible W, Ellenbogen PH, Leopold GR, Siao NS (1978) Lipomatous tumors of the kidney and adrenal: Apparent echographic specifity. Radiology 129: 153–156
74. Scherer K, Mischke W (1978) Wertigkeit der Ultraschalluntersuchung bei Tumoren und Hyperplasie der Nebenniere. Fortschr Röntgenstr 128: 609–615

75. Schulze K, Hübner KH, Klott H, Jens H, Bähr R (1980) Computertomographische und sonographische Diagnostik der Echinokokkose. Fortschr Röntgenstr 132: 514–521
76. Schwerk W, Braun B, Dombrowski H (1979) Real-time ultrasound examination in the diagnosis of gastrointestinal tumors. J Clin Ultrasound 7: 425–431
77. Seitz K (1980) Sonographische Diagnostik beim Morbus Crohn. Ultraschall 1: 35–40
78. Shirkohoda A, Staab EV, Mittelstaedt CA (1980) Renal lymphoma imaged by ultrasound and gallium 67. Radiology 137: 175–180
79. Slovis TL, Von Berg VJ, Mikelic V (1980) Sonography in the diagnosis and management of pancreatic pseudocysts and effusions in childhood. Radiology 135: 153–155
80. Straßburger HM, Saur M (1981) Ultraschalldiagnostik durch die offene Fontanelle. Ultraschall 2: 43–49
81. Thomas LJ, Sumner TE, Crowe JE (1978) Neonatal detection and evaluation of infantile polycystic disease by gray scale echography. JCU 6: 343–344
82. Thurber LA, Cooperberg PL, Clement JG, Lyons EA, Gramiak R, Cunningham J (1979) Echogenic fluid: A pitfall in the ultrasonographic diagnosis of cystic lesions. J Clin Ultrasound 7: 273–278
83. Triller J, Zaunbauer W, Fuchs WA, Grétillat PA (1978) Die ultraschallgezielte, perkutane Feinnadelaspirationspunktion beim Pankreaskarzinom. Fortschr Röntgenstr 129: 695–699
84. Tröger J, Weitzel D, Blagojevic S, Straub E (1977) Die Bedeutung der Ultraschalldiagnostik für die Feststellung und Verlaufsdiagnostik von obstruktiven Uropathien. Mschr Kinderheilk 125: 332–333
85. Voegeli E, Kwasny R, Hofer B (1980) Möglichkeiten und Grenzen der Sonographie und Angiographie bei renalen Raumforderungen. Fortschr Röntgenstr 132: 55–62
86. Walpurger GW, Daniel W, Liese W, Dalichau H, Lichtlen P (1978) Das Myxom des rechten Vorhofes als kardiale Notfallsituation. Diagnose anhand der M-Mode und Multiscan-Echokardiographie. Z Kardiol 64: 1083–1087
87. Weitzel D, Beck JD (1974) Ultraschall-Tomographie: Eine risikolose und schonende Methode zum Nachweis der angeborenen Choledochus-Stenose. Klin Pädiat 186: 460–464
88. Weitzel D, Tröger J, Straub E (1977) Renal sonography in pediatric patients: A comparative study between sonography and urography. Pediat Radiol 6: 19–26
89. Weitzel D, Greinacher I (1978) Infizierte Urachuszyste. Zeitschr Kinderchir 23, 4: 422–424
90. Weitzel D (1978) Untersuchungen zur sonographischen Organometrie im Kindesalter. Med Habil, Mainz
91. Weitzel D, Weiss H, Tröger J, Hofmann S, Schulz R (1980) Besonderheiten der posttraumatischen Pankreas-Pseudozyste im Kindesalter. Mschr Kinderheilk 128: 339–340
92. Weitzel D (1981) Sonographische Diagnostik des Wilms-Tumors. Klin Pädiat 193: 230–231
93. Weitzel D (1982) Sonographische Diagnostik abdomineller Raumforderungen. In: Weitzel D, Tröger J (Hrsg) Morphologische Abdominaldiagnostik im Kindesalter. Springer, Berlin Heidelberg New York, S 53–58

94. Wicks JD, Silver TM, Bree RL (1978) Gray scale features of hematomas: An ultrasound spectrum. AJR 131: 977–980
95. Wicks JD, Silver TM, Bree RL (1977) Giant' cystic abdominal masses in children and adolescents: Ultrasonic differential diagnosis. AJR 130: 853–857
96. Wimmer B (1978) Zweidimensionale Ultraschalldiagnostik wandständiger Thorax-Tumoren. In: Kratochwil A, Reinhold E (Hrsg) Ultraschalldiagnostik. Thieme, Stuttgart, S 278–290
97. Yeh H-C (1979) Ultrasonography of peritoneal tumors. Radiology 133: 419–424
98. Yeh H-C, Mitty HA, Rose J, Wolf BS, Gabrilove JL (1978) Ultrasonography of adrenal masses: Unusual manifestations. Radiology 127: 475–483
99. Yeh H-C, Mitty HA, Rose J, Wolf BS, Gabrilove JL (1978) Ultrasonography of adrenal masses: Usual features. Radiology 127: 467–474

Pädiatrie: Weiter- und Fortbildung

Herausgeber: **H. Ewerbeck**

Die Reihe Pädiatrie: Weiter- und Fortbildung macht in gedrängter und systematischer Form dem in Klinik und Praxis tätigen Arzt neue Forschungsergebnisse über Diagnose und Therapie pädiatrischer Erkrankungen zugänglich. Diese Informationen werden so angeboten, daß sie der Leser ohne Zeitverlust und ohne Lektüre unwesentlicher Einzelheiten aufnehmen kann. Die einzelnen Bände erscheinen auf allen Spezialgebieten der Kinderheilkunde.

Die mit * bezeichneten Bände sind in einer Kassette zum Sonderpreis von DM 110,– zu beziehen Bestellnummer ISBN 3-540-11715-6

Endokrinologie

Redaktion: **H. Stolecke**
Unter Mitarbeit von W. Andler, O. Butenandt, C. Feldhoff, H. Grosse-Wilde, B. Hauffa, W. Havers, M. Klett, H. Stolecke
1983. 8 Abbildungen, 9 Tabellen.
XV, 118 Seiten. DM 28,–. ISBN 3-540-11860-8

Infektionskrankheiten *

Redaktion: **O. Vivell**
Unter Mitarbeit von F. Bläker, D. Feist, W. Klietmann, T. Luthardt, W. Weihmann, E. Zillessen
1980. IX, 94 Seiten. DM 19,80. ISBN 3-540-10108-X

Gastroenterologie *

Redaktion: **R. Grüttner**
Unter Mitarbeit zahlreicher Fachwissenschaftler
1980. 6 Abbildungen, 11 Tabellen. X, 146 Seiten.
DM 24,80. ISBN 3-540-10087-3

Herz und Kreislauf *

Redaktion: **J. Stoermer**
Unter Mitarbeit zahlreicher Fachwissenschaftler
1982. 30 Abbildungen, 9 Tabellen. XIV, 188 Seiten.
DM 32,–. ISBN 3-540-11015-1

Neuropädiatrie *

Redaktion: **F. Hanefeld**
Unter Mitarbeit von A. Kohlschütter, H. Siemes, U. Stephani
1981. XII, 102 Seiten. DM 19,80. ISBN 3-540-10939-0

Säuglingsernährung heute *

Redaktion: **R. Grüttner**
Unter Mitarbeit zahlreicher Fachwissenschaftler
1982. 50 Abbildungen, 57 Tabellen. XIV, 195 Seiten.
DM 34,–. ISBN 3-540-11016-X

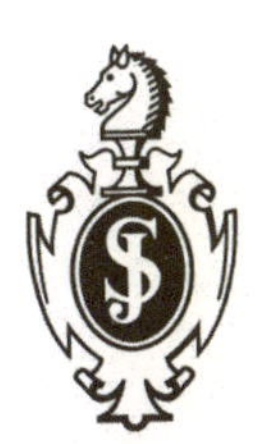

Springer-Verlag
Berlin
Heidelberg
New York
Tokyo

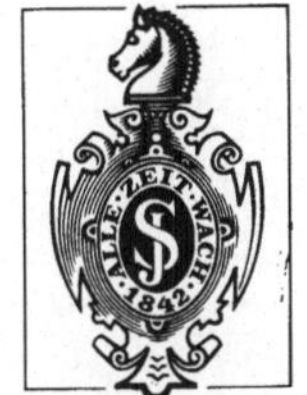
ALLE · ZEIT · WACH
1842